主编 Helen Mohan［爱尔兰］ Des Winter［爱尔兰］

主译 盛源 董雄伟

外科小手术

Minor Surgery
at a Glance

WILEY

上海科学技术出版社

Original title: Minor Surgery at a Glance by Helen Mohan and Des Winter, ISBN: 9781118561447

This edition first published 2017 © 2017 by John Wiley and Sons, Ltd.

All Rights Reserved. Authorized translation from the English language edition published by John Wiley & Sons Limited. Responsibility for the accuracy of the translation rests solely with Shanghai Scientific & Technical Publishers and is not the responsibility of John Wiley & Sons Limited. No part of this book may be reproduced in any form without the written permission of the original copyright holder, John Wiley & Sons Limited.

上海市版权局著作权合同登记号 图字：09-2017-767 号

图书在版编目（CIP）数据

外科小手术 / （爱尔兰）海伦·莫汉（Helen Mohan），
（爱尔兰）德斯·温特（Des Winter）主编；盛源，董雄
伟主译. —上海：上海科学技术出版社，2018.10
ISBN 978−7−5478−4082−5

Ⅰ. ①外… Ⅱ. ①海… ②德… ③盛… ④董… Ⅲ.
①外科手术－基本知识 Ⅳ. ① R61

中国版本图书馆 CIP 数据核字（2018）第 151208 号

外科小手术

主编　Helen Mohan［爱尔兰］　Des Winter［爱尔兰］

主译　盛　源　董雄伟

上海世纪出版（集团）有限公司
上 海 科 学 技 术 出 版 社　出版、发行

（上海钦州南路 71 号　邮政编码 200235　www.sstp.cn）

浙江新华印刷技术有限公司印刷

开本 787×1092　1/16　印张 10.25

字数 225 千字

2018 年 10 月第 1 版　2018 年 10 月第 1 次印刷

ISBN 978−7−5478−4082−5/R·1659

定价：98.00 元

本书如有缺页、错装或坏损等严重质量问题，
请向承印厂联系调换

内容提要

本书是一本内容全面、简明易懂的有关外科小手术的指导用书，涵盖了小手术各方面内容的最新进展，由爱尔兰圣文森特大学医院两名外科医师 Helen Mohan 和 Des Winter 编写而成。全书共有 4 个部分 48 个专题，着重就外科小手术的一般原则、基础和核心知识，以及各类常见小手术的操作步骤等，通过清晰的图表、精练的文字进行全面、不乏趣味的描述。

本书具有较强的实用性、可读性，能让每一名外科小手术的初学者快速掌握核心技能，可供全科医师、住院医师规范化培训学员、医学院学生以及外科初级医师学习使用。

译者名单

主译

盛 源 董雄伟

译者

（按姓氏笔画排序）

王 英　仇宇宁　史轶琛　庄雪卉　关金辉　孙洪坤　杨志伟
吴 怡　何俊义　沈 剑　宋丽洁　张 宏　张 妤　陆碧蕾
陈威凛　金 媛　赵金芳　柳 瑛　莫 依　顾 煜　徐文琴
徐先锋　徐妙玲　徐春娟　郭文城　黄善慧　曹定一　盛 源
盛依菲　董雄伟

编者名单

主编

Helen Mohan
Department of Surgery
St. Vincent's University Hospital
Dublin, Ireland

Des Winter
Department of Surgery
St. Vincent's University Hospital
Dublin, Ireland

编者

Tan Arulampalam, Chapters 2, 3

Robert Baigrie, Chapter 36

Ishwarya Balasubramanian, Chapters 26, 28

Andrew J Beamish, Chapter 39

Dara Breslin, Chapters 14, 16

Michelle Carey, Chapter 13

Michael Chung, Chapter 24

David J Clark, Chapter 47

Maura Cotter, Chapter 8

Denis Cusack, Chapter 1

Joana Ferrer Fábrega, Chapter 34

Christina Fleming, Chapter 27

Charlotte Florence, Chapter 47

Jessica J Foster, Chapter 39

Greg Fulton, Chapter 37

Olivier Gié, Chapters 9, 21, 22, 23

Amy Godden, Chapter 33

Graeme JK Guthrie, Chapter 30

Hanafiah Harunarashid, Chapter 17

Masakazu Hasegawa, Chapter 38

Anna Heeney, Chapter 37

Paul Horgan, Chapter 30

Steve Hornby, Chapters 13, 46

James Horwood, Chapter 47

Michael Hu, Chapter 43

Jeong Hyun, Chapter 32

Farrah-Hani Imran, Chapter 17

Anand Alister Joseph Ramachandran, Chapter 15

中文版序

外科手术是治疗许多疾病的重要手段之一，随着医学技术的不断发展与进步，手术方式层出不穷，手术技巧不断改进。但无论多么复杂的手术，归根结底也是由无数个手术基本操作和细节组合而成。只有熟练掌握这些基本手术，才能为完成更高水平的手术打好坚实的基础。

深化医疗卫生体制改革，对基层医疗单位的诊疗服务能力提出了更高要求。及时、妥善地开展外科小手术能更好地服务社区居民，完善社区卫生服务功能，有效缓解患者看病难、看病贵等问题。然而，目前介绍外科小手术的专门著作较少，也缺乏系统性。

2017 年爱尔兰圣文森特大学医院的两名外科医师 Helen Mohan 和 Des Winter 主编了 *Minor Surgery at a Glance*，该书涵盖了小手术各方面内容的最新进展，为外科实习医师、全科医师、急救科医师提供了起始阶段的基础知识与技巧。

盛源、董雄伟两名医师带领他们的团队花费了大量心血翻译该书，将其中文版定名为《外科小手术》，介绍给我国广大医务工作者。本书简洁明了、条理清晰、图文并茂、可读性强，对外科临床教学工作者有较高的参考价值，对基层外科医师而言无疑是很好的教材，对青年医师规范化培训更加有帮助。

我有幸受到盛源、董雄伟两名医师的邀请，写下自己阅读本书的体会，并为该书作序。我从事外科临床医疗、教学、科研和管理工作至今已五十余年，积五十年的实践，我深切体会到，要成为一名优秀的外科医师，除了认真学习外科理论知识和人文科学外，外科技能的学习和操练十分重要。听外科前辈讲，学习外科临床技能有两本书是必读的：一本是 *Hamilton Bailey's Physical Signs: Demonstrations of Physical Signs in Clinical Surgery*，在 20 世纪 50 年代（1954 年）由外科学家吴祖尧和郁解非教授翻译，定名为《临床外科理学诊断》，原著至今还在不断再版，译本也由后继者不断更新，但中文书名从未变更。此书主要讨论外科理学诊断的技能，外科医师无不将此书视为入门的经典著作，不可不读。这本书的原版和中文版我反复研读，获益良多，且至今还常推荐给青年医师和我的外科同道。另外还有一本号称"克氏小外科"的 *Minor Surgery*，主要写外科手术基本操作技能，余生也晚，没有见到原著，也未见中文译本。

20 世纪 60 年代，沈克非老师带领全国著名外科学家编著了"外科手术学"系列丛书，沈老担任总主编。第一分册《一般外科手术学》由裘法祖教授担任主编，这一分册中的第一部分重点介绍了外科手术的基本操作技能以及"小手术"的技能，这应该是我国较早时期最有权威的一套外科手术学专著。半个世纪过去了，虽然其间有不少学者编著了手术学专著，但适用于基础教学的"外科小手术学"专著并不多见。现在盛源、董雄伟医师及其团队为我们翻译了 *Minor Surgery at a Glance*，我仿佛又见到了老一代外科学家的影子，看到了新一代医学教育学家的成长，看到了健康中国 2030 的希望！

我为自己能够成为《外科小手术》的第一批读者而感到无比高兴！
我十分愿意将我的阅读体会呈给各位同道。是此为序！

蔡端

复旦大学上海医学院外科学系主任
复旦大学附属华山医院外科资深教授
博士生导师　主任医师
2018 年 7 月于上海

中文版前言

熟练掌握医学技术是一名医疗从业人员的必备条件，在医学生学习时期、住院医师规范化培训阶段以及后续的职业生涯中，都需要通过不断学习来提高自身技术水平。

当前的医疗环境要求全科医师掌握更多的医疗技术，以期居民首诊能去社区医院，让居民从社区医疗服务中切实受益，让医保费用能够降低，更让社区的全科医师可以完成"双重守门人"的职责。在社区开展外科小手术会是一个非常好的计划。

WILEY Blackwell 出版公司于 2017 年出版了 *Minor Surgery at a Glance*，该书内容丰富但不繁复，形式活泼，切中要点，配有清晰的图表，文字精练，实用性、可读性强，对全科医师、住院医师规范化培训学员、医学院学生以及外科初级医师具有较高的参考价值，因此我们决定将其翻译成中文以飨读者。

本书由 4 个部分共 48 个专题构成：第 1 部分为安全手术的原则，主要包括知情同意、与患者高效沟通和冲突管理、手术环境及器械的选择、标本的处理等。该部分重点提示我们在日常工作中首先应当遵循法律法规、各项制度以及患者意愿，做好医患沟通是所有治疗的基础。第 2 部分为疼痛控制与麻醉，主要包括麻醉方式的选择与应用、麻醉状态的观察、麻醉复苏等。此部分将镇痛麻醉与外科小手术相结合讲解，让手术医师能够依据具体病例选择更适合的麻醉方式。第 3 部分为手术的基本操作技能，包括皮肤切开、伤口的止血、缝合及包扎、瘢痕处理等。这些基础知识让初学者的外科基本技能更为扎实，以便安全地操作小手术。第4部分为各种临床常见小手术的治疗，既有脂肪瘤、皮脂腺囊肿等择期手术的详细步骤解析，也阐述了头皮裂伤、手外伤等急诊小手术的处理方案。本书内容全面，图文并茂，能让每一名外科小手术的初学者快速掌握核心技能。但也请各位读者谨记，外科小手术需要大量的练习操作后才能成功实施，初次实践请在高年资医师指导下进行。

本书翻译凝聚了各位译者的辛勤付出，由三级医院的外科医师和社区全科医师共同完成，译者中既有临床经验丰富的高年资医师，也有奋战于一线的青年医师。希望大家的努力能有助于读者更好地学习。

感谢上海科学技术出版社西医编辑部提供机会与平台！感谢上海市松江区卫生和计划生育委员会各位领导和各职能科室的支持！感谢上海市松江区医学会全科医学专委会的指导！感谢上海市优秀青年医师培养计划及上海市医药卫生发展基金会的资助！感谢家人长久以来的坚定支持！

由于时间有限，书稿中难免存在不足，还望读者指正。

2018 年 6 月于云间

英文版前言

"外科小手术"是一个通用的词汇，涵盖了各种择期和急诊手术。外科小手术这个词容易给人以误导，因为实际操作远非小事，否则会出现严重后果。所以，手术医师应认真做好术前准备，由始至终拥有一颗责任心。本书提供了外科小手术的技术概括以及常见小手术的手术步骤。

本书前半部分论述了小手术的一般原则，其中包括了非技术性因素，例如，如何同患者及其家属沟通、知情同意书的解读，还有技术上的指导（无菌原则、伤口闭合与缝合材料的选择）；本书后半部分涵盖了择期手术和急诊手术常见的各类手术操作步骤。

本书主要是为那些进行小手术的临床学习者（包括外科实习生、全科医师、急救医学医师）提供起始阶段的基础知识与技巧，而不是对外科小手术进行详尽的阐述。

Helen Mohan

Des Winter

目　录

避免和处理问题——
安全手术的原则

第 1 部分

Avoiding and managing problems:
principles of safe surgery

知情同意
Consent

表1-1　知情同意和信息公开：临床实践小贴士

- 获得患者知情同意的过程要像对待任何其他的医疗程序一样：你应该已经得到了充分的训练，并且你已经对手术理解透彻。
- 无论是简短的临床记录还是患者签署的完整全面的同意书，正式的关于手术过程的文件或记录以及其中涉及的信息是非常关键的。
- 制定一个规范、统一的标准，用以指导如何书面记录向患者告知信息的过程，以确保在任何后续可能出现的冲突事件中能够回忆起当时告知的内容。
- 可以提供一份总结患者病情的有关治疗或干预要点的散页，包括手术风险和并发症。
- 确保各项建议或干预措施的合理性，并与患者对结果的期望达成一致。
- 要求你的患者简要复述他们如何理解你的建议和他们认为的预期结果。
- 在非常规情况下出现问题时，需寻求医学法律专家意见。

表1-3　相关立法范例

（a）爱尔兰

Bunreacht na hÉireann (Constitution of Ireland) Articles 40.1 and 41.1 保障个人和家庭的权利。
Non-Fatal Offences Against the Person Act 1997 Section 23 年龄超过16岁的未成年人接受手术、体格检查或牙科治疗的知情同意。
Mental Health Act 2001 Part 4 民事精神卫生案件处理的知情同意。
Mental Capacity Bill 2008 能力法案的正式和非正式法律改革建议。
Assisted Decision-Making (Capacity) Bill 2013 关于需要或可能需要协助行使决策能力的相关人员的法律改革建议。

（b）英格兰，威尔士，苏格兰和北爱尔兰

Family Law Reform Act 1969; Age of Majority Act 1969 (Northern Ireland); Age of Legal Capacity (Scotland) Act 1991; and Adults with Incapacity (Scotland) Act 2000 儿童和成人普遍的决策能力
Mental Capacity Act 2005 关于缺乏决策能力人员的决策权。
Mental Health Care and Treatment (Scotland) Act 2003 提供给精神病患者的治疗。

表1-2　若干具有里程碑意义的法院案件的判决摘要

（a）爱尔兰法院判决的案例

Re A Ward of Court (withholding medical treatment) (No. 2) (1996) 2 IR 79 最高法院详尽考虑了利益最大化得出结论，一名近乎持续性植物状态的患者是无法表达同意或拒绝意愿的。
Geoghegan v Harris (2000) 3 IR 536 在一起牙医疏忽案件中，高等法院慎重考虑了医师在已判定的医疗过失以及在合理的患者试验中应当披露信息的职责。
North Western Health Board v H W and C W (2001) 3 IR 622 最高法院在家长考虑拒绝足跟血采样进行苯丙酮尿症检测的情况下，成功平衡了孩子和父母之间的权利。
Fitzpatrick v white (2007) IESC 51 最高法院司法解释，患者应在选择眼科日间手术前，提前获得知情同意告知。
Fitzpatrick and Ryan v FK and Attorney General (2008) IEHC 104 高等法院慎重裁定一名成年患者在何种情况下可拒绝为挽救自己生命而进行的输血行为。

（b）其他普通法决议的案例

Gillick v West Norfolk and Wisbech Area Health Authority (1985) 3 ALL ER 402 (HL) 上议院裁定，16岁以下的儿童在某些特定情况下，具备做出决策的能力。
Rogers v Whitaker (1992) 175 CLR 479 澳大利亚法院裁决，眼科手术倘若有完全失明的风险，即使可能性再小，对于患者考虑其特殊临床情况也非常重要。如不告知风险，这属于医疗过失。
Chester v Afshar (2004) UKHL 41 上议院处理了一起椎间盘切除手术案件，并且裁定医师必须告知患者一切可能的重大风险（该案中，被建议手术治疗的方案中有一个很微小但无论怎样操作都难以避免的风险，这一风险会导致马尾综合征），而患者在被告知风险后有一段时间可以考虑是坚持手术治疗，还是采取保守治疗。
Foo Fio Na v Soo Fook Mun & Assunta Hospital (2007) 1MLJ 593 马来西亚联邦法院处理了一起与原告手术治疗有关的案件，原告于1982年7月遭遇了摩托车碰撞的交通事故，导致颈椎错位，医院应当履行在这种情况下进行手术可能引起相关风险的告知义务，这一原则是由 *Rogers v Whitaker (1992) 175 CLR 479* 案所确定的。
Montgomery v Lanarkshire Health Board (2015) UKSC 11 英国最高法院处理了一起案件，案件中患者在没有被告知可以选择剖腹产的情况下进行顺产，从而导致新生儿大脑瘫痪，由此法院将"合理医师"测试从"合理患者"测试中（由 *Bolam and Sidaway* 案确立）单独分离出来。

表 1-4　有助益的专业咨询出版物范例	
（a）爱尔兰	（b）英国和其他普通法管辖区
Guide to Professional Conduct and Ethics for Registered Medical Practitioners, Chapter 3 and Appendix C (8th Edition, 2016).Medical Council of Ireland。 *Good Medical Practice in Seeking Informed Consent to Treatment (2008)*. Medical Council of Ireland。 *Operational Procedures for Research Ethics Committees: Guidance (2004)*. Irish Council for Bioethics。	*Consent: patients and doctors making decisions together (2008)*.General Medical Council。 *Consent tool kit (2008)*. British Medical Association。 *Consent Guideline for Treatment of Patients by Registered Medical Practitioners (2013)*.Malaysian Medical Council。 *Good Medical Practice: a Code of Conduct for Doctors in Australia (2014)*. Medical Board of Australia。

知情同意的性质

本专题所提及的医学法律摘要是基于现行法律中的普通法（源于英国法律体系）。这些原则也适用于其他法律体系的医疗实践。

医师有义务事先得到患者对任何治疗、干预或手术操作的同意，这是尊重患者参与医疗决策的权利。知情同意可能隐含于患者的行为或咨询内容。但如果干预或手术操作有潜在的副作用或不良后果，则必须获得患者口头和书面的明确同意。在出现不利或意外结果的情况下，临床疏忽经常面临 2 个指控：除了疏忽履行操作标准，还有医师未能获得患者恰当的知情同意。

知情同意的 3 个核心要素

• 决策能力：一个人如果有能力理解医师给出的信息，权衡并决定接受或拒绝所提议的治疗或手术操作，那么他被认为有决策能力。此人还必须能够清楚地表达这个决定。对于未到法定自我知情同意年龄（通常为 16 岁）的儿童，或对于怀疑有心理健康问题或智力障碍的患者，或对于有沟通障碍的患者，则需要特别照顾。在所有这些情况下，医师必须详细考虑、评估决策能力，有可能需要请教医学法律顾问。

• 自愿：医师也必须确认患者自愿同意接受或拒绝该治疗、手术操作，不受其他人

的任何胁迫、强迫，或承受不必要的压力。

• 信息披露：向患者提供足够的信息是获得有效同意的关键因素，在现代临床实践和医疗法中，重点已经转移到这个要素上。这也是法律上最难界定的医学要素。

患者应该得到以下相关信息：

◦ 患者的病情、状况。

◦ 任何所建议的治疗或操作的性质、范围和意义。

◦ 目标和预期结果。

◦ 任何不适、常见副作用或手术操作的风险。

◦ 任何可选择的治疗或其他替代方法。

患者也必须被告知，他们可以在治疗前随时拒绝治疗或撤回他们的知情同意。

告知信息应该有多详细

根据医疗干预的性质，需要提供不同程度的内容细节。在任何情况下，充分告知信息都是一个理性自然人所期望的，以便其做出充分知情的决定。标准化患者信息披露必须包括对任何常见的小风险和重大风险（即使不常见）的解释，有时也被称为"实质性风险"。如果手术操作有其医疗必要性，有一个普遍接受的做法，即不披露可能引起不必要焦虑和压力或可能阻止患者接受必要治疗的最小风险，但这必须是例外而不是常规

做法。当手术操作不具有医疗必要性（有时称为"选择性"）时，所规定的信息披露标准更高，趋向于充分披露。信息披露还必须包括对患者提出的有关手术操作的任何具体问题的直接和全面的回应，包括任何并发症。信息披露的实质不仅仅是书面解释和签字同意书的公式化存在，而应是至关重要的知情同意有效性。

什么是重大风险

近年来，法院对重大风险含义的法律解释发生了变化。风险问题不再仅仅由医疗行业的标准来决定，而是由一名理性患者对所提议的治疗或干预的风险的重视程度来判断。构成重大风险的因素包括考虑潜在后果的严重程度和风险的统计概率。

成年患者

拥有完整社会功能的成年患者必须自己做出对于治疗或干预的决定。其他人无权为他们做出决定。如果无法自我决定，那么其他人可能会利用替代判决（如"站在患者的鞋子里"）与患者"最佳利益"相结合的办法来做出这样的决定。如果近亲和（或）医护人员对这一决定有争议，法院最终可能会被要求做出判决。

儿童患者

在大多数司法管辖区的成文法律规定，18岁以下、16岁或以上的儿童，被视为有法律能力同意接受手术、体格检查或牙科治疗。但是，医师应该熟悉自身所在地区、州或国家的有关于不同年龄的设定（例如14~18岁）的法律规定。未到法定年龄子女的父母或法定监护人被视为有权代表儿童同意。一名未到法定决策能力年龄的儿童如果足够成熟，那么在某些特定的情况下被认为可自负法律责任。在治疗被认为对儿童有害的情况下发生争议或治疗被拒绝时，法院将做出最终裁决。

有认知损害或智力残疾的患者

在成年患者做出决策的能力受到怀疑的情况下，必须非常小心。在有争议或没有明确的协议/法律界定的情况下，法院将是最终的决策者。

寻求医学法律咨询

当医师面临以下情况（怀疑患者同意的有效性、存在有分歧的治疗或干预、患者不被认为有能力做出这样的决定）时，毫无疑问，医师应立即从法医学医疗赔偿组织寻求专家的建议。唯一的例外是在紧急医疗情况下，当危及患者生命时，医师可能要以患者的最佳临床利益行事。如果医师在此类特殊知情同意情况下有疑问，也应寻求相关专家建议。

物理环境
Physical environment

表 2-1　外科小手术手术地点的比较：独立诊所与综合医院

	优势	劣势
独立诊所	• 患者路程最简化、耗时最短化。 • 更有效地利用资源，最大限度地增加择期手术的数量和减少每名患者的费用	• 无住院医疗服务，限制了患者资格和疾病种类。 • 如果患者不能当天出院，需要救护车将其送至上级医院。 • 缺乏急救的后备支持设备
综合医院	• 能够根据要求获得额外的资源。 • 有住院医疗服务，允许那些未达到手术治疗要求的患者暂住，也允许已完成复杂手术操作的患者留院观察	• 患者在路程上需耗费更长的时间。 • 手术价格更贵。 • 受医院外部压力的影响，导致手术取消，如床位短缺和人员配备问题

外科小手术的服务提供场所

外科小手术最好在针对性设计的环境中进行。小手术服务可以在综合医院进行，也可在以社区为基础的独立诊所 [在英国常被称为治疗中心或非卧床护理和诊断中心（ACAD）] 进行。以综合医院为基础和以社区为基础的单元分别有各自的利弊（表2-1）。由于目前以社区为基础的独立诊所获得的后备支持不如综合医院，患者的选择是决定在何处进行外科小手术的关键。

设备需求

小手术设施可以用多种方式配置。一般需要日间病房或候诊区来接待患者、需要手术室或操作室进行手术，需要康复区来恢复。在综合医院的配置中，麻醉室常常也被使用到。现代化医疗使得推车和轮椅替代了床铺，既减少了空间需求，也促进了早期活动，以帮助恢复。

全科医师若要建立一套小手术设施，制定一项卫生和安全的制度是很重要的，这样可以保证灭菌设备、锐器废物的处理以及像液氮这样的化学物品的使用符合有关卫生和安全法律法规。

哪些因素对手术区域整体布局很重要

手术区域的物理环境布局是可变的；然而，由于已认识到减少污染可减少伤口感染的重要性，我们将手术区域划分为3块：清洁区、危险半污染区和污染区。

无限制污染区域

包括患者接待区、更衣室、休息室和办公室。

半限制危险区域

包括走廊、放置仪器区域以及供应处理区、储藏区和杂物间。

限制清洁区域

包括手术室、水槽擦洗区域以及消毒供应室。

外科小手术手术室的设计和设备要求是什么

清洁

外科手术室必须足够宽敞，确保已洗手人员在非无菌设备周围走动不受污染。此外，它必须简单、整齐、耐用，灰尘不易黏附在表面，以减少污染、易于清洁。

通风

根据指南，新手术室设施的通风设计需要每小时 25 交流过滤空气的正压通气，窗户具有密闭性。但是，多数外科小手术都可以在自然通风的设施中进行。如果使用自然通风，窗户只有在配备足够的防蚊蝇纱后才可以打开。湿度控制在 50%~53%，以达到微生物最慢生长环境。温度需维持在 20~24℃。

照明设备

有适当的照明是很重要的——特别是手术室的头顶灯和手术聚光灯。手术台的高度、各方向的倾斜度、朝向、相关机械关节活动度和长度都应可调节。

安全性

重要的是有一台电话可联系外部援助。急救号码应该陈列清晰。

根据手术而定的麻醉设备和监护设施必须到位，并处于良好的运行状况。麻醉设备必须在每例手术开始前进行检查。

消防安全至关重要，手术室的设计必须符合消防规定。

拓展阅读

Humphreys H, Coia JE, Stacey A, et al. Guidelines on the facilities required for minor surgical procedures and minimal access intervention. *Journal of Hospital Infection* 2012; 80: 103–109.

③ 术前准备
Set-up

体位	暴露的身体部位	风险
仰卧位	腹部，脸部，颈胸部，肩部	• 尺神经受损。 • 腓总神经受损
俯卧位	背部躯干，臀部	• 麻醉困难。 • 气管导管脱落。 • 面部 / 眼睛的压力性损伤
Trendelenburg 位	骨盆内器官	• 对横膈膜的压力导致呼吸受限。 • 从手术台上滑落。 • 肩部固定会导致臂丛损伤
反向 Trendelenburg 位	脸部，颈部	• 从手术台上滑落
Kraske（折刀）位	肛门直肠部	• 男性生殖器官受压
截石位	阴道，会阴部，直肠	• 缓慢抬起双腿以避免血压变化。 • 髋关节脱位。 • 手指被卡台铰。 • 腓总神经受损
Fowler（半坐卧）位	脸部，颈部，口	
Sims（侧卧）位	侧腹，肾脏，输尿管，肺	• 患者体表骨突起部位受压

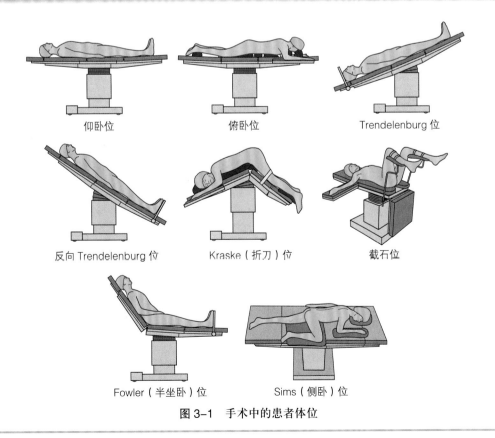

图 3-1　手术中的患者体位

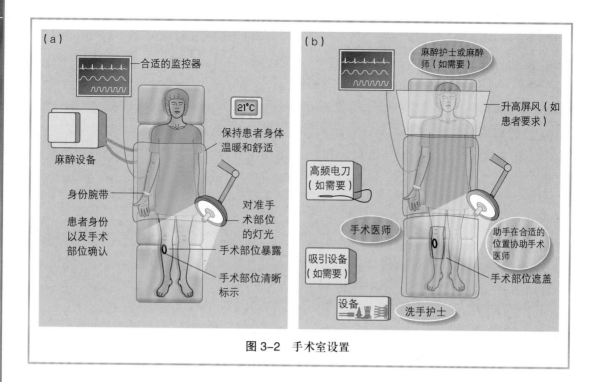

图 3-2　手术室设置

患者体位

患者体位为什么很重要

手术医师在为患者治疗时需要遵循不伤害原则。被麻醉的患者丧失了他们与手术团队沟通承受疼痛和压力的能力，因而手术医师有责任去保证患者安全（图 3-1）。美国麻醉医师协会（ASA）提出了有关外科手术时患者体位的指南。

选择特定体位的目的是什么

选择各种手术体位的目的是使手术部位得到最佳暴露，让患者在生理上受到最小伤害，同时也可保护患者皮肤和关节。对于有意识的患者，舒适的体位也很重要，因为操作期间不需要改变体位对于手术安全很关键，改变体位将增加手术现场不稳定的风险因素。其他体位选择的考虑因素包括静脉输液和麻醉药物的使用，以及患者手术设备/放射设备的使用（图 3-2）。

照明

通常在铺巾前，手术医师已调整好灯光，确保术中有助手可以帮助调整灯光。一般来说，灯光应该来自后方并越过手术医师的肩部。术者应保持姿势挺拔并且不必弯腰朝向创口。这将使术者保持背部健康，也能避免阻碍光线，以及减少遭受感染的风险。

设备

理想情况下，任何事先考虑到的专用设备（如高频电刀）应该已准备好或至少在手术前便于获得。同样需考虑患者在手术期间是否足够温暖（可能需要 Bair Hugger™ 升温仪或者类似设备）。另外，还需询问患者是否希望有一个可以挡住他们看到手术的屏风。

助手

助手由于能在操作中提供足够的协助，故很重要。如果术者正在处理一个困难或具有挑战性的病例，那么助手的熟练程度决定了整台手术的完成难易。当助手缺乏经验时，术者需在手术开始前介绍手术计划以及可能需要助手做哪些工作。手术过程中需保证指令清晰、简明，检查助手是否理解指令，并适时肯定他们的工作。

手术的安全事项

皮肤标记

皮肤标记是确保患者手术部位正确的重要方式。在患者确认知情同意时，应同时标记手术部位。患者在皮肤标记过程中的参与非常重要。此外，应在患者接受镇静前再次确认。在手术部位标记前，确认病历记录、相关的影像学资料、知情同意书与患者表述一致。标记应接近所建议的切口部位，并且标识定位清晰，例如是"一点"，而不是一个"十字"。各机构准则可能存在不同的首选标记方法。

应使用一个永久的非水溶性标记指向手术部位。在手术室，可以进行额外的皮肤标记来显示精确的切口部位。这应该在局部麻醉注射之前进行，否则麻醉可能会扭曲组织平面。

术前间隙

使用 WHO 外科手术安全校验表，通过确认手术部位和辨别任何过敏、手术或麻醉问题来保证患者安全。

手术部位的准备

备皮

关于切口部位的备皮是有争议的。一般来说，只有在需要时才去除毛发。备皮应该在手术室进行，需用推子而不是剃刀。

皮肤准备

皮肤消毒液包括含酒精或无酒精的醋酸氯己定（洗必泰）或聚维酮碘。有关药剂选择的进一步详情见第 5 个专题。将亚麻布或非织造布制成的手术巾放置在患者身上进行铺巾，并暴露手术部位。

拓展阅读

American Society of Anesthesiologists Task Force on Prevention of Perioperative Peripheral Neuropathies. Practice advisory for the prevention of perioperative peripheral neuropathies: an updated report by the American Society of Anesthesiologists Task Force on prevention of perioperative peripheral neuropathies. *Anesthesiology* 2011; 114(4): 741–754.

http://www.has-sante.fr/portail/upload/docs/application/pdf/2013-05/guide_to_surgical_site_marking.pdf (accessed 20 May 2016).

4 手术器械
Instruments

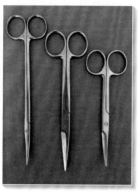

图 4-1 从左至右：
Metzenbaum 精 细
组织剪，Mayo 直
剪和 Mayo 弯剪

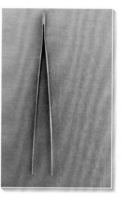

图 4-2 DeBakey 镊

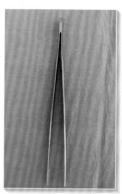

图 4-3 有齿镊

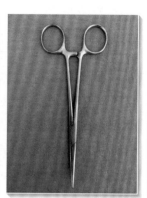

图 4-4 血管钳/血管夹/
止血钳

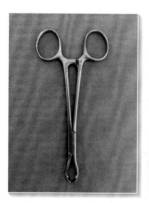

图 4-5 Lane 组织钳

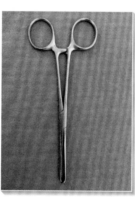

图 4-6 Allis 组织钳

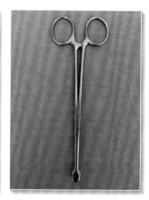

图 4-7 Babcock 组织钳

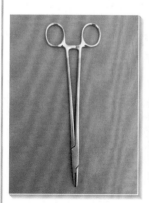

图 4-8 持针器

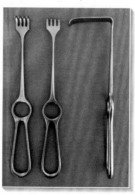

图 4-9 左：四爪拉钩；
右：Langenbeck 拉钩

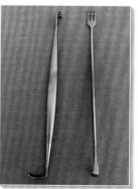

图 4-10 三爪拉钩

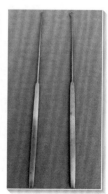

图 4-11 皮肤拉钩

进行小手术前必须熟知器械相关知识。外科小手术，像所有其他手术一样，通常依靠良好的组织牵引来显示解剖平面，使术中出血最少化。器械的称呼往往在世界的不同地区和各个机构之间有所差异，同一种器械可以有多个名称，所以当你更换机构时，请熟悉当地器械命名。

剪刀

小手术中常使用几种类型的剪刀（图4-1）。有 Metzenbaum 精细组织剪，通常称为 Metz 剪，这种剪刀有着精致的细尖。另一常见的剪刀是 Mayo 直剪和 Mayo 弯剪。Mayo 弯剪可被用于剪开坚韧的组织，如筋膜。若用 Metzenbaum 精细组织剪剪缝合线，可能会损坏其精致的剪刀尖，应用 Mayo 剪替代。

镊

抓握、提取组织的镊有好几种，包括有齿镊、无齿镊、DeBakey 镊和 Russian 镊（图4-2 和图4-3）。

一般来说，有齿镊常被用于抓取皮肤，以及在使用电刀时夹住出血点。无齿镊和 DeBakey 镊用于更精细的组织处理。更小的镊子，如 Adson 镊，用于对合皮肤和精细操作。

夹 / 钳

血管钳 / 血管夹（或止血钳）或者更小的蚊式血管钳用于闭塞血管（图4-4）。

组织钳

有许多器械可以用来攫取组织。包括 Lane 组织钳（图4-5）、Kocher 组织钳、Allis 组织钳（图4-6）和 Babcock 组织钳（图4-7）。必须小心使用，这些器械可能会损伤组织，应避免用于精细的组织或已受损的组织。

持针器

根据缝合组织的不同，可以选择不同尺寸和重量的持针器。重的持针器常用于厚实的组织，而轻的持针器用于精细的操作（图4-8）。长的持针器用于深处组织缝合，而短的持针器适用于表面组织。一般来说，持针器和组织钳的长度应当相等。

拉钩 / 牵引器

大部分情况下，成功的外科手术依靠的是充足的视野。外科小手术中有几种有用的拉钩。Langenbeck 拉钩有大、中、小型号（图4-9）。

在更精细的操作中，更小的拉钩 [如三爪拉钩（图4-10）和皮肤拉钩（图4-11）] 将会起到作用。

5 手术感染的控制与预防
Infection control and prevention

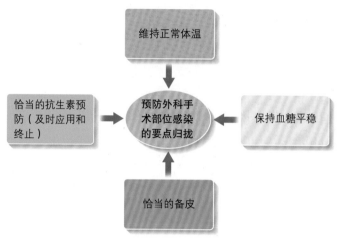

图 5-1　预防外科手术部位感染的要点归拢

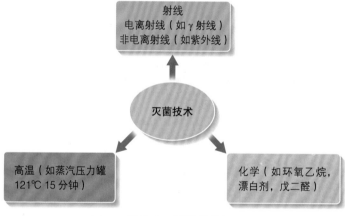

图 5-2　灭菌技术

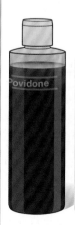

聚维酮碘

聚乙烯吡咯烷酮和元素碘的稳定混合物。它被微生物快速吸收然后破坏其蛋白质和核酸，对细菌、病毒、结核杆菌和原虫具有广谱的杀菌作用。碘从混合物中缓慢释放以避免损害哺乳动物细胞。它易溶于以水或酒精为基础的溶液。

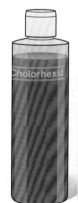

醋酸氯己定（洗必泰）

是一种阳离子的强碱溶液。洗必泰由于其在水中的溶解度高，故以水为基础的溶液是最常见的。它比碘起效更快，通过破坏细胞膜，有抑菌和杀菌的作用。由于其结合人类蛋白质的能力强，导致其释放缓慢，因此作用持续时间较长。洗必泰本为无色，作为外科手术使用通常加入染色剂（一般为粉色）。

图 5-3　常用的两种皮肤消毒液的特性：聚维酮碘和醋酸氯己定（洗必泰）

预防感染

Semmelweiss 在 1847 年首次证明使用氯石灰溶液可以减少产后败血症的发生。现代外科手术要求严格的感染控制措施，以减少术后感染相关严重并发症。内源性感染是由患者入院时已携带的生物体引起的，而交叉感染则是在住院期间由其他患者或工作人员携带的生物体引起的。

病原体种类

病原体分为传统型、条件致病型和机会感染型。传统型病原体引起健康受试者致病的原因是免疫力缺乏（如葡萄球菌、肺结核分枝杆菌、肝炎病毒）。条件致病菌，诸如铜绿假单胞菌和假丝酵母菌，由于患者免疫力下降（如新生儿），也可由于细菌移植到原无菌区（如手术后患者），而导致患者发病。机会性感染病原体（如卡氏肺孢菌）只会在免疫功能严重低下的患者中引起疾病。

传播途径

• 直接传播：感染传播来自另一名患者、医护人员或来访者。

• 间接传播：感染传播来自已感染患者曾经接触的某件物体。

• 空气传播：感染传播来自含有感染性生物的空气，例如咳嗽和打喷嚏。

• 传播媒介：感染传播的中介体，例如昆虫或寄生虫。

外科小手术和感染预防

通过关注围手术期细节，提出了几种护理方式以减少手术部位感染（SSI）的发生率（图 5-1）。

术前

建议患者手术前一天用普通肥皂进行盆浴 / 淋浴。既往研究表明，术前用普通肥皂或者洗必泰淋浴将降低感染的风险。

• 备皮：可引起组织损伤、释放细菌，因此如无需要不应进行备皮。必要情况下，请在术前使用配有一次性刀片的电动推子去除毛发。

• 抗生素：大多数的外科小手术不应常规使用抗生素。抗生素主要用于涉及假体 / 植入物的手术或受污染的手术。如果使用抗生素，应疗程充足以达到要求的抗生素血药浓度，避免出现"刀只划破皮肤"的窘境。

手术阶段

• 手部消毒：手和指甲应在术前使用抗菌溶液彻底清洗。肥皂和水可以去除污染物和微生物，但需要使用抗菌溶液来消灭耐药菌和那些在毛囊深处的微生物。不同手术间隙应当使用酒精溶液或者抗菌溶液消毒。以无菌技术穿、脱无菌手术衣。

以适用的抗菌溶液消毒手术范围，最常使用的是含碘的水溶液或酒精溶液，以及醋酸氯己定（图 5-3）。最近的证据更支持使用醋酸氯己定。必须注意的是，含酒精的溶液，特别是当溶液积聚在某块区域形成水池时，使用高频电刀将可能导致着火。

器械消毒

重要的是区分消毒与灭菌：消毒是指消灭特定的病原微生物，灭菌是指毁灭所有的生物，包括顽固的孢子。灭菌可以通过多种方式实现：常见的方法包括高温（如蒸汽压力罐）和射线（如 γ 射线）（图 5-2）。

• 伤口闭合：确保皮肤切口与 Langer 线平行，伤口无张力（可能需要修整皮肤的边缘），使用合适的缝合材料。没有证据表明可吸收线或不可吸收线使用后手术部位感染率有差异。

术后敷料覆盖伤口 48 小时。

术后

患者术后 48 小时后才能淋浴。

告知患者感染的潜在迹象——更严重的疼痛，伤口发红、扩大/蜂窝织炎，发热，脓液。如果这些情况存在，应该及时就医。

如发生疑似感染，应使用微生物拭子检查，并用抗生素治疗，以对抗可能存在的致病微生物。抗生素的选择需考虑当地的微生物模式。

医院的感染控制涉及许多不同的组成部分，例如，可通过使用单人病房和屏障以隔离感染。必须假设所有的临床区域都是潜在的感染源，因此如果有体液飞溅的风险，所有医院应当执行"标准"预防措施（如洗手，穿戴手套、罩衣和眼部防护镜）。医院应当配备足够的设备来清洁纱布和消毒/灭菌器械，也应当采取措施减少意外血源性感染的风险（如锐器盒、安全针和套管）。

拓展阅读

Carrick MM, Miller HJ, Awad SS, et al. Chlorhexidine-alcohol versus povidone-iodine for surgical-site antisepsis. *New England Journal of Medicine* 2010; 362(1): 18-26. doi: 10.1056/NEJMoa0810988.

Darouiche RO, Wall MJ Jr, Itani KM, et al. Implementation of a bundle of care to reduce surgical site infections in patients undergoing vascular surgery. *PLoS One* 2013: 8(8): e71566.

Tanner J, Norrie P, Melen K. Preoperative hair removal to reduce surgical site infection. *Cochrane Database Systematic Review* 2011 Nov 9;(11): CD004122.

6 人为因素
Human factors

表 6-1　手术安全校验表（经 WHO 允许转载）

手术安全校验表（第一版）

麻醉诱导前 ▶▶▶▶▶▶▶▶	皮肤切开前 ▶▶▶▶▶▶▶▶	患者离开手术室前
签字确认 ☐ 与患者确认 • 身份 • 手术部位 • 手术名称 • 知情同意 ☐ 手术部位标记 / 无须标记 ☐ 麻醉安全检查完成 ☐ 患者配备氧饱和度仪并且运行良好 患者有没有： 已知的过敏？ ☐ 无 ☐ 有 气道困难 / 误吸风险？ ☐ 无 ☐ 有，并且设施 / 援助可以获得 手术有 >500ml 出血量的风险？ ☐ 无 ☐ 有，并且有足够的静脉补液通道和补液储备	**术前间隙** ☐ 确认所有的团队成员都介绍了自己的名字和承担的任务 ☐ 外科医师，麻醉师和护士互相口头确认 • 患者姓名 • 手术部位 • 手术名称 预期的关键事件 ☐ 手术医师复查：什么是术中关键的步骤或不期望发生的意外？手术时间？预计失血量？ ☐ 麻醉团队复查：患者是否有任何特殊情况需要关注？ ☐ 护理团队复查：是否确认无菌（包括指标结果）？有设备问题或其他什么顾虑吗？ 最近的 60 分钟内是否使用预防性抗生素？ ☐ 有 ☐ 不适用 是否有影像显示的需要？ ☐ 有 ☐ 不适用	**签字离开** 护士与团队口头确认 ☐ 手术过程已被记录 ☐ 工具、纱布和针的数量正确 ☐ 标本是否贴上标签（包括患者的姓名） ☐ 是否有任何设备问题 ☐ 外科医师、麻醉专业人员和护士回顾患者恢复和管理的关键问题

注：这个检查表并不全面。支持添加和修改内容以适应当地实际情况。

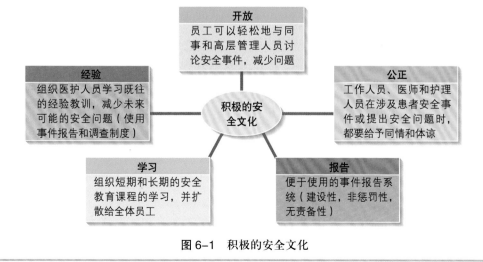

图 6-1　积极的安全文化

什么是人为因素

缺乏沟通是造成医院半数以上伤害事件的主要原因。手术是复杂的，必须仔细处理多种因素，以确保患者在保持尊严的同时，及时、安全地接受正确的治疗。现在许多司法管辖区的外科教学将人为因素培训作为课程的一部分，包括各种非技术技能，如沟通技巧、错误案例演示、患者安全教育、知情同意告知和团队合作，并使用一些如模拟操练的技巧。改进诊疗步骤以减少手术错误，包括检查手术安全校验表以提高手术安全性。

手术安全措施

世界卫生组织（WHO）手术安全校验表

世界卫生组织提出了"安全手术挽救生命"的倡议，以改善手术结果，避免潜在微小但灾难性的错误。他们推出的"手术安全校验表"有3个组成部分：签字确认、术前间隙、签字离开。这张校验表可以在全球范围应用，并且以其为底版可根据当地情况适当改变（表6-1）。使用该校验表的目的是提高手术疗效和避免手术中"从来不会发生事件"的发生。"从来不会发生事件"是错误的说法，而应是"永远不应发生事件"，诸如手术患者错误或者手术部位错误。尽管如此，这些事件仍以惊人的频率发生。所以，任何通过处理人为因素来改善患者安全的努力都是必须的。各患者安全组织已经采用WHO的方法。譬如，英国的国家患者安全机构（NPSA）已采用WHO指南发表的"如何引导"五步更安全手术方法。

这5个步骤是：①简要情况。②签字确认。③术前间隙。④签字离开。⑤手术报告。

• 简要情况：提高沟通水平并让手术平稳进行的项目列表：手术人员互相介绍姓名和角色分配；确定手术目标；描述主要手术流程；检查关键治疗步骤和设备；提问"如果……怎么办？"；通过成员复述检查各自理解情况。

• 签字确认：发生在麻醉室，包括确认正确的患者、正确的同意书/手术部位和体位、药物过敏史、潜在的出血风险和麻醉设备运行正常。

• 术前间隙：发生在手术室，团队中的所有成员出席并介绍自己和自己的角色。确认患者、手术部位和手术名称。外科医师评述将进行手术的关键步骤和应用设备。麻醉师评述患者麻醉特定问题。手术室工作人员确认备皮情况和设备的可用性。最后，检查抗生素和预防血栓形成是否需要。

• 签字离开：包括护理人员确认手术过程已被记录，清点药签/设备数量和确保标本贴上标签。外科医师、麻醉师、护理人员强调患者的康复和术后管理的重要因素。

• 手术报告："我们感觉如何？""哪些做得顺利？""哪些做得不太顺利？""下次我们应该如何做？""我们做得怎么样？"团队负责人结束时总结、重申已讨论内容，并检查团队是否有共同的认识。

改善工作环境

有7个方面可用于专注提高患者护理水平和改善工作环境，包括：

• 认知和工作负担：训练在紧急情况下处理我们带到工作场所的自我意识压力。如情景模拟，团队训练。

• 避免分心。

• 注意物理环境（如灯光）。

• 意识到休息的重要性以及不要尝试超过自身能力的技术。

• 设备/产品设计：对来自不同公司的产品设计异质性的认识。

• 团队合作：良好的交流 [现况 – 背景 –

评估 – 建议（SBAR）]，指令简明，使用手术校验表。

• 流程设计：简化复杂任务的步骤，以减少错误发生。

（改编自 *implementing human factors in healthcare,* https:// www.england.nhs.uk/wp–content/uploads/2013/11/nqb–humfact–concord.pdf）。

寻求帮助

重要的是认识到自己的局限性，意识到何时寻求帮助。在任何手术操作之前，预计可能需要哪些帮助（如一名资深的同事，一名麻醉师），并确保一旦需要即刻可得。确保手术室工作人员在紧急情况下知道如何寻求帮助，或者在手术进行时寻求其他意见或协助。在危急情况下与其他医疗和非医疗人员进行清晰明确的沟通是很重要的。许多工具已被开发用来协助沟通，譬如 SBAR（见第 13 个专题），这是一种在危急状态沟通重要信息的结构化方法。

最近有许多举措旨在改进医院护理人为因素。譬如，英国国家医疗服务体系 (National Health Service，NHS)"患者安全第一"的倡议，旨在通过人为因素的培训改变医院文化。通过适当训练将建立一个"开放、公正、报告、学习、经验"的文化体系（图 6–1）。

拓展阅读

www.who.int/patientsafety/safesurgery/ss_checklist/en/ (accessed 22 May 2016).

关注既往病史
Focused history

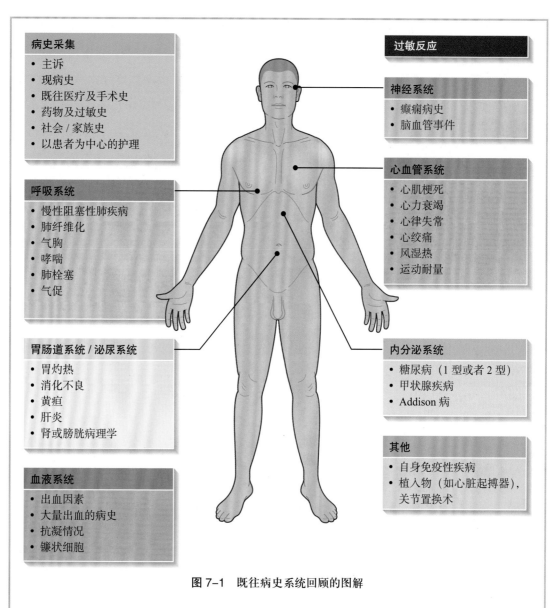

病史采集
- 主诉
- 现病史
- 既往医疗及手术史
- 药物及过敏史
- 社会 / 家族史
- 以患者为中心的护理

呼吸系统
- 慢性阻塞性肺疾病
- 肺纤维化
- 气胸
- 哮喘
- 肺栓塞
- 气促

胃肠道系统 / 泌尿系统
- 胃灼热
- 消化不良
- 黄疸
- 肝炎
- 肾或膀胱病理学

血液系统
- 出血因素
- 大量出血的病史
- 抗凝情况
- 镰状细胞

过敏反应

神经系统
- 癫痫病史
- 脑血管事件

心血管系统
- 心肌梗死
- 心力衰竭
- 心律失常
- 心绞痛
- 风湿热
- 运动耐量

内分泌系统
- 糖尿病（1 型或者 2 型）
- 甲状腺疾病
- Addison 病

其他
- 自身免疫性疾病
- 植入物（如心脏起搏器），关节置换术

图 7-1 既往病史系统回顾的图解

外科小手术关注的既往病史

短时留院或日间手术是外科小手术的常见操作流程。病史和检查是完整手术过程中的一个组成部分，它将指导手术方案的确立和麻醉技术的采用。患者既往医疗、药物、社会和家族史的相关特征是重要考虑因素（图 7-1）。至关重要的是，合并某些疾病或社会原因的患者不适合日间手术。患者当前主诉与既往主诉可能会有不同。这是疾病发展导致的，此内容并没有在本专题中涉及。

既往病史

• 心血管系统：询问患者既往有无心肌梗死、心力衰竭、心律失常的病史。当某些特定手术需要抗生素或抗凝剂时，记得询问他们是否有金属瓣膜。

• 呼吸系统：询问任何关于慢性阻塞性肺疾病（COPD）、肺纤维化、气胸、哮喘和肺栓塞的病史。气促的分级是根据患者在静息状态、平地行走、劳累工作、爬楼梯等情况下结合运动距离是否会发生呼吸困难而定。

• 消化系统：询问患者是否患有胃灼热或严重的消化不良，因为全身麻醉可能诱发此类症状。询问患者是否有肝脏损伤病史。

• 神经系统：特别需要询问是否有惊厥或抽搐病史。

• 内分泌系统：糖尿病病史是必须询问的。需要厘清患者是通过饮食/药物控制血糖还是胰岛素注射控制血糖。了解他们血糖控制情况以及低血糖是否容易发作是非常有帮助的。如果手术需要禁食，糖尿病患者应当尽可能在手术名单的第一位，以尽量减短禁食期。糖尿病患者也有较高的术后感染风险。其他需询问的内分泌疾病包括 Addison 病和甲状腺疾病。

• 血液系统：询问是否有大量出血史或擦伤后容易出血的病史（如刮胡子或拔牙），具体询问药物服用情况（如抗血小板药物和抗凝药），以及是否有遗传性出血性疾病（如血友病/血管性血友病和其他罕见疾病）。询问患者是否有镰状细胞疾病或相关特征的病史。

• 自身免疫性疾病：询问患者是否使用免疫抑制剂和类固醇。

• 金属制品：患者是否装有心脏起搏器或其他异物，如人工关节置换术后，这对高频电刀的使用会有影响吗？

既往手术/麻醉史

询问以往的手术史和使用过什么类型的麻醉，例如全身麻醉、椎管内麻醉或局部麻醉。他们以前有无瘢痕增生或瘢痕疙瘩？是否有任何麻醉后不良反应或术后恶心、呕吐（PONV）/恶性高热？

药物史

• 常用药：特别是抗血小板/抗凝治疗药物，类固醇，非处方药。注意正确的剂量、频率和给药方式。

任何已知的药物过敏：厘清过敏或敏感的性质类型，并记录在案。一名患者的过敏反应严重程度可以从恶心到危及生命。询问有无常用医疗设备和药物的过敏反应，如石膏、皮肤制剂、局部麻醉/全身麻醉药物和抗生素。

社会史

• 职业：你可以就此向患者介绍术后失能时间及休息时间。

• 吸烟史：这将影响伤口愈合以及麻醉的效果。

• 酒精和消遣性毒品使用：厘清啤酒/葡萄酒/烈酒的饮用量。每天多少个单位？如果使用消遣性毒品，是什么类型和多少剂量？

• 是否有一名负责任的成年人在家照顾

日间手术患者？家中是否有楼梯或其他因素可能造成手术后的麻烦？

家族史

询问是否有出血 / 凝血异常或麻醉反应的家族史。

系统回顾和总结

其他：黄疸，肝炎，风湿热，深静脉血栓 / 肺栓塞。

以患者为中心的护理

• 患者的角度：疾病对他们有什么影响？他们做了与疾病相关的怎样的调查？他们想要什么样的治疗（如果有的话）？

• 有任何需要特别关注的吗？如针头恐惧症。

• 讨论麻醉方式的选择，例如局部麻醉 / 区域麻醉和全身麻醉。

日间手术

• 如果患者条件和手术类型符合日间手术要求，那么让患者接受日间手术的好处是比较经济，减少了患者到医院病房的接触暴露，这样做可减轻患者焦虑、降低潜在暴露于医院获得性感染的概率。

• 为了改善患者日间手术的体验，需要医院员工就整个日间手术系统与患者进行良好的沟通，并改变患者以前陈旧的卫生保健观念。

8

标本的处理与报告
Specimen processing and reporting

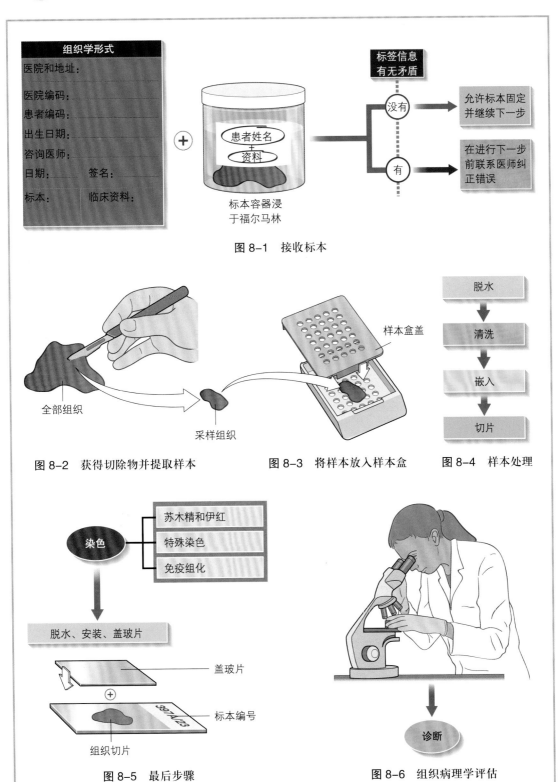

组织学形式

医院和地址：

医院编码：

患者编码：

出生日期：

咨询医师：

日期： 签名：

标本： 临床资料：

标签信息有无矛盾

没有 → 允许标本固定并继续下一步

有 → 在进行下一步前联系医师纠正错误

患者姓名 + 资料

标本容器浸于福尔马林

图 8-1 接收标本

全部组织

采样组织

样本盒盖

脱水

清洗

嵌入

切片

图 8-2 获得切除物并提取样本

图 8-3 将样本放入样本盒

图 8-4 样本处理

染色

苏木精和伊红

特殊染色

免疫组化

脱水、安装、盖玻片

盖玻片

标本编号

组织切片

诊断

图 8-5 最后步骤

图 8-6 组织病理学评估

标本处理和标记

当手术切除标本时，必须轻柔处理标本以避免撕裂、烧灼或挤压等损伤。这种损伤可能妨碍诊断的准确性。标本必须放在适当尺寸的安全容器中。同样，它必须保存在适当的溶液中，并进行正确标记（图8-1）。它应贴上标本类型和患者3项身份信息（即姓名、出生日期和医院编号）。标本标记内容必须含有组织学形式，并包含足够的临床资料，使组织病理学家能够充分解释结果。

临床资料

• 患者的症状与医师的临床印象。

标本资料

• 标本的类型、部位、切除的侧向性。
• 标本的采集方式（如热活检或冷活检）。
• 定位：在某些情况下，缝合线可以用来定位标本（如远端缝合）。如果标本被固定在软木板上，提供描述切除方向的图解非常有用。

当标签信息出现矛盾时，通常会联系提交的临床医师来纠正错误。任何标本提交过程中发生的错误都会延迟样本处理和影响报告结果。

标本保存

大多数的标本是用固定剂（例如甲醛、戊二醛和乙醇）保存后送到实验室，这样可以稳定细胞成分，防止酶或细菌消化标本。甲醛是最常用的组织病理学试剂，当其溶于水时被称为福尔马林。10%浓度的福尔马林溶液是最佳浓度的固定剂，它以每小时约1 mm的速度穿透组织。一般来说，活检组织在接收时若已用福尔马林液保存，当天就会将其处理成永久病理切片。较大体积的标本（如乳房切除）并不会在接收标本的当天

进行处理，因为它们需要较长的固定期。

在某些情况下，标本处于新鲜状态下进行检查（即不在福尔马林中，例如疑似淋巴瘤患者的淋巴结活检），可分成组织学检查、流式细胞仪检查、免疫球蛋白基因重排试验等。同样，肌肉活检标本通常是新鲜的。新鲜的组织不应该出现脱水现象，因此，在固定之前，新鲜组织应放在仅用生理盐水浸湿的纱布上。标本有时可能被送到另一个机构进行分析，并要求在不同的溶液中放置。因此，明智的做法是经常检查当地的标本保存方式，因为各地可能会有所不同。

标本的处理与染色

组织病理学标本"采集"后一经接收就需由病理学家仔细检查（图8-2）。标本固定后，取样相关实质性区域，放入样本盒（图8-3），并进行以下一系列步骤（图8-4）：

• 脱水：除去固定液和细胞内液体。
• 清洗：用澄清液代替脱水液。
• 嵌入：用液体石蜡浸渍组织。
• 切片：做组织切片用于组织学分析（使用装备纤细刀片的显微镜用薄片切片机）。
• 染色：通过混合染料使组织的各种成分可见。这包括常规染色（使用苏木精和伊红的组合，或HE染色）、特殊染色（特殊结构染色，如血管弹性蛋白染色）或免疫组化染色（检测细胞中抗原，如雌激素受体表达）。
• 最后步骤：将染色标本再次脱水，漂洗，安放盖玻片以保护标本（图8-5）。最终的标本切片放置在显微镜上观察（图8-6）。

冰冻切片技术（术中会诊）

冰冻切片是一种可选择的组织制备技术。这是一种对新鲜组织的快速病理检查方法，以液氮冷冻，用冰冻切片机（或低温

切片，进行 HE 染色。常被用于外科手术中手术医师需要确诊恶性肿瘤时，或检查肿瘤边缘以确保它被充分切除。诊断应在病理实验室收到组织后 20 分钟内完成。

疾病的分期

一旦癌症经病理学确诊，必须评估癌细胞扩散的范围，这一过程称之为"分期"。TNM 分期系统是应用最广泛的癌症分期系统：

- （T）原发肿瘤的大小。
- （N）淋巴结状态。
- （M）转移情况。

TNM 分期可分为临床（"c"）和病理（"p"）阶段，两者相辅相成。临床分期是基于手术前获得的信息（即体格检查、内镜检查结果等），而病理分期依据组织信息（即肿瘤大小、分级、肿瘤类型等）。其他用于各种恶性肿瘤的分期系统，包括用于妇科肿瘤的 FIGO（国际妇产科联合会）分级系统和用于淋巴瘤的 Ann Arbor 分期分类法。

外科病理报告

病理报告是包含宏观细节（如大小、重量、颜色等）、微观细节（如肿瘤类型、分级、边界状态等）和肿瘤分期的最终文件。它也可能包括免疫组化染色、特殊染色或分子检查的结果（如 EGFR 状态）。及时跟踪随访组织学结果对于避免诊断和治疗的延误是很重要的。

9 随访
Follow-up

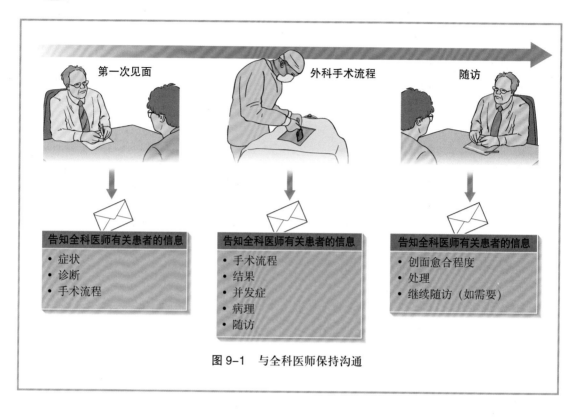

第一次见面　　　　　外科手术流程　　　　　随访

告知全科医师有关患者的信息
- 症状
- 诊断
- 手术流程

告知全科医师有关患者的信息
- 手术流程
- 结果
- 并发症
- 病理
- 随访

告知全科医师有关患者的信息
- 创面愈合程度
- 处理
- 继续随访（如需要）

图 9-1　与全科医师保持沟通

引言

出院时，告知患者伤口情况、敷料更换时间、潜在并发症以及如何处理这些并发症。手术医师的后续工作还包括与其他医疗保健提供者进行沟通，例如患者的家庭医师 / 全科医师（GP）。必须有一个明确的计划来跟踪相关的实验室结果（图 9-1）。

敷料

有关使用何种敷料的信息，见第 22 个专题。应告知患者何时应更换敷料以及何时可以洗澡。

镇痛

该给患者开具哪些处方药止痛
- 步骤 1：非阿片类镇痛药止痛，如对

乙酰氨基酚（扑热息痛）和（或）非甾体抗炎药（NSAID）。

- 步骤 2：弱阿片类药物，如对乙酰氨基酚（扑热息痛）和可待因的混合剂或盐酸曲马多。

- 步骤 3：强阿片类药物，如吗啡、羟考酮。

一般情况下，小手术不需要强阿片类药物——如果患者需要这些强效止痛药，应重新评估当前病情，并逐条判断是否真的适合让患者出院。如果患者出院后继续使用非甾体抗炎药，可考虑加用一种质子泵抑制剂。在选择处方药物之前，考虑药物的禁忌证。例如，非甾体抗炎药使用禁忌是有肾衰竭、哮喘、出血性疾病或既往有消化性溃疡病史的患者。

并发症

有关并发症的详细描述见第 48 个专题。

告知患者相关并发症的信息

• 出血：手动给伤口施加压力。可能的话，抬高出血部位。出血停止后更换干净的敷料。如果出血量过多或在 10 分钟后不能停止出血，请立即就医。

• 感染：如果患者发现伤口有感染的迹象，如发红、发热、压痛、有分泌物或功能丧失，则应就医。

• 伤口裂开：如果患者发现伤口裂开，他们应当就医。

• 肿胀：术后伤口肿胀可能原因是血清肿 (浆液性积液)、血肿 (血液积液)，或脓肿。如果患者术后出现明显肿胀，应寻求医疗护理。

随访计划

何时？何地

• 拆线 / 取钉子：

  ○ 头部和脸部：4~8 天。

  ○ 躯干和四肢：10~15 天。

• 对于简单、清洁的伤口，公共卫生护士和（或）家庭医师通常可以提供术后随访和拆线。对于复杂的伤口（延迟缝合切口、受污染的切口、感染高风险或有并发症的切口），可能需要至门诊或换药门诊随访。

结果讨论

• 根据当地的条例和规章，患者术后随访复诊可至门诊 / 换药门诊，或与全科医师 / 初级卫生保健提供者联系。

• 组织病理学结果的随访必须及时跟进。当病变可疑时，确保能迅速联系患者并进行处理。如果对组织的恶性倾向高度怀疑，请保留患者的详细资料和组织病理学报告，并考虑和病理学家讨论。

给全科医师信件所包含的信息

• 患者姓名、出生日期和住院号。

• 手术指征和小结。

• 手术部位。

• 手术日期。

• 手术类型及相关并发症。

• 组织病理结果（如果有的话；如果没有结果，需说明他们是否正在等待结果及谁将跟进报告）。

• 拆线日期（如果有的话）。

• 预约就诊的日期（换药门诊、门诊等）。

• 提及是否要求由全科医师进行术后随访。

10 过敏反应
Anaphylaxis

过敏反应处置流程

过敏反应?

↓

气道，呼吸，循环，失能，暴露

↓

诊断—寻找：
- 急性起病
- 威胁生命的气道和（或）呼吸和（或）循环的问题[a]
- 通常皮肤颜色会发生改变

↓

- 呼救
- 让患者躺平
- 抬高患者双腿

↓

肾上腺素[b]

↓

可提供的设备及技能操作：
- 开放气道
- 高流量吸氧
- 静脉输液[c]
- 马来酸氯苯那敏（扑尔敏）[d]
- 氢化可的松[e]

监控：
- 血氧饱和度
- 心电图
- 血压

---

[a] 危及生命的问题：
气道：肿胀、声嘶、喘鸣
呼吸：呼吸急促、气喘、乏力、发绀、血氧饱和度 SpO_2<92%、意识错乱
循环：苍白、皮肤湿冷、低血压、眩晕、昏睡/昏迷

[b] 肾上腺素（一般予以肌内注射，除非有肾上腺素静脉使用经验）
肌内注射剂量 1:1 000 肾上腺素，（5 分钟后如果没有好转，请重复使用药物）
- 成人：500 μg 肌内注射（0.5 ml）
- 大于 12 岁儿童：500 μg 肌内注射（0.5 ml）
- 6~12 岁儿童：300 μg 肌内注射（0.3 ml）
- 6 岁以下儿童：150 μg 肌内注射（0.15 ml）

肾上腺素静脉注射只能由经验丰富的专科医师提供
剂量：成人 50 μg；儿童 1 μg/kg

[c] 静脉输液：
成人：500~1 000 ml
儿童：晶体液 20 ml/kg

静脉胶体补液可能
是过敏反应的原因，立即
停止

	[d] 马来酸氯苯那敏 （肌内注射或缓慢静脉注射）	[e] 氢化可的松 （肌内注射或缓慢静脉注射）
成人和大于 12 岁儿童	10 mg	200 mg
6~12 岁儿童：	5 mg	100 mg
6 个月 ~6 岁儿童：	2.5 mg	50 mg
6 个月以下儿童：	250 μg/kg	25 mg

2008 年 3 月
引自 *Resuscitation Council*（UK）

图 10-1　过敏反应应急处置

过敏反应

过敏反应是一种严重的、危及生命的全身性超敏性反应。过敏反应包括"过敏性休克"和"严重过敏反应"。

过敏反应的发生机制是：由 IgE 介导的肥大细胞脱颗粒引起的全身性组胺释放，组胺引起血管舒张、支气管收缩、血管内液外渗。

围手术期引起过敏反应的常见药物是麻痹剂，如琥珀胆碱、阿曲库铵和罗库溴铵。其他值得注意的药物有抗生素、乳胶和胶体液。

识别过敏

需警惕产生下列情况的患者是否发生过敏反应：

- 临床状况突然恶化。
- 突发气道、呼吸或循环障碍。
- 皮肤或黏膜颜色突然改变。

过敏反应发生迅速——大多数因注射物质过敏引起的心搏骤停在初次暴露后 20 分钟内发生。

危及生命的特征（肾上腺素的使用适应证）

- 气道：舌头或嘴唇肿胀，喘鸣，声音嘶哑。
- 呼吸：发绀，意识错乱，呼吸窘迫。
- 循环：循环衰竭，休克，心动过缓。

🚩 如果怀疑过敏反应发生，立即呼叫紧急护理支持以便及时插管。

过敏反应的医疗干预

肾上腺素

发生过敏反应时，肾上腺素应优先于其他治疗，在几秒钟内使用。

肾上腺素引起血管收缩，减少渗出（α_1），增加心肌收缩力（β_1），扩张支气管和抑制肥大细胞（β_2）。

肾上腺素在过敏反应发生时应肌内注射（IM）。

急救车上的心脏停搏预充肾上腺素注射器，包含有 10 ml 总计 1 000 μg 的肾上腺素（1:10 000 溶液）。这不适合用于肌内注射。

静脉注射肾上腺素不建议用于重症监护区以外的过敏反应，也不建议那些没有操作经验的医务人员使用。

抗组胺类药物

抗组胺药阻断 H_1 组胺受体，并在注射给药后几分钟内起效。目前所有可用的静脉 H_1 阻滞剂是第一代"镇静"抗组胺药。马来酸氯苯那敏（扑尔敏）是常用药物。

类固醇类药物

类固醇可以减少过敏反应的持续时间，也可以防止复发。静脉注射类固醇治疗过敏反应的起效速度远慢于其他治疗方法。激素应用不应优先于其他处理。氢化可的松是常用药物。

过敏反应的外科介入治疗

喉头水肿导致气道阻塞和心脏停搏是过敏反应的严重并发症。在这些情况下，经口气管插管建立一条能救命的外科开放气道是必要的。这里描述了一种建立外科开放气道的简单方法。

- 用非优势手找到环甲膜。
- 纵向切开甲状软骨下方突出的皮肤，长度 6 cm。
- 用手术刀刺穿环甲膜。
- 将手术刀换至非优势手，滑动探针或气管插管导管尖向下进入气管。
- 放下手术刀。
- 将一根 5 或 6 号的气管内导管沿探条

穿过气管切口进入气管。

- 移开探针。

- 将气囊充入至少 5 cm 的空气，并通过气囊面罩通气。

过敏反应的后续处理

住院期间

发生过敏反应的患者应观察至少 6 小时，并在出院前由资深临床医师进行复查。

出院后

所有发生过敏反应的患者均应被一名免疫学家跟踪随访。并不是所有患者均需要随身携带可以自我给药的肾上腺素自动注射器（"pen"）。推荐开具处方肾上腺素自动注射器的情况包括：

- 一些很难避免过敏的物质，如对于食物（尤其是坚果）、昆虫或蜘蛛毒液过敏。

- 需要重症监护水平的过敏反应。

肥大细胞类胰蛋白酶

在模棱两可的情况下，肥大细胞类胰蛋白酶可用来确诊过敏反应。对于发生过敏性反应的患者，这不是常规检查，特别是在诊断明确的情况下。

肥大细胞类胰蛋白酶采样应在以下的时间点间隔提取：症状发生确保患者安全后即刻；症状发生 1~2 小时后；症状缓解 24 小时后。

拓展阅读

Nel L, Eren E. Peri-operative anaphylaxis. *British Journal of Clinical Pharmacology* 2011; 71(5): 647–658.

UK resuscitation council. Anaphylaxis – Guideline for Healthcare Providers, 2008. https://www.resus.org.uk/anaphylaxis/emergency-treatment-of-anaphylactic-reactions/.

急救与复苏
Emergencies and resuscitation

外科手术单位任何形式的工作人员必须接受适当的复苏训练。对于一名没有生命迹象的患者，高级生命支持（ALS）心搏骤停程序如何实施如图 11-1 所示。对于有生命体征的患者，采用基于 ALS 原理的结构化方法。如需要心搏骤停和复苏的进一步信息，请咨询当地的急救中心，浏览美国心脏协会网站或复苏委员会的网站，以及参阅 ALS/ 高级心脏生命支持（ACL）供应商手册。

高级生命支持程序

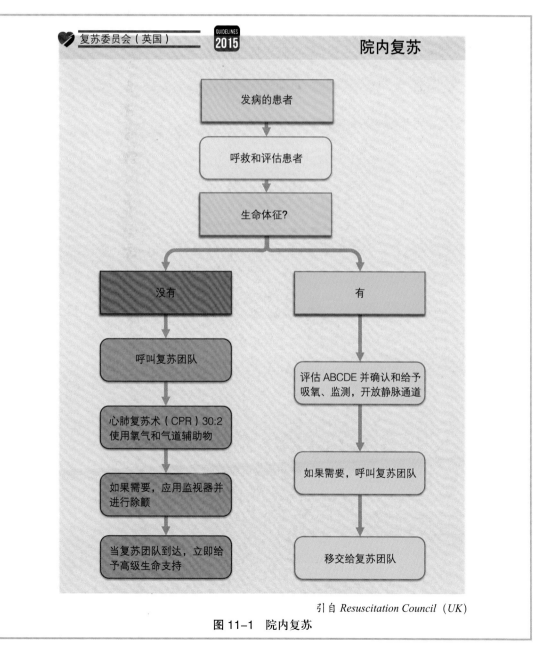

引自 *Resuscitation Council（UK）*

图 11-1　院内复苏

12 审核与实践
Audit and practice

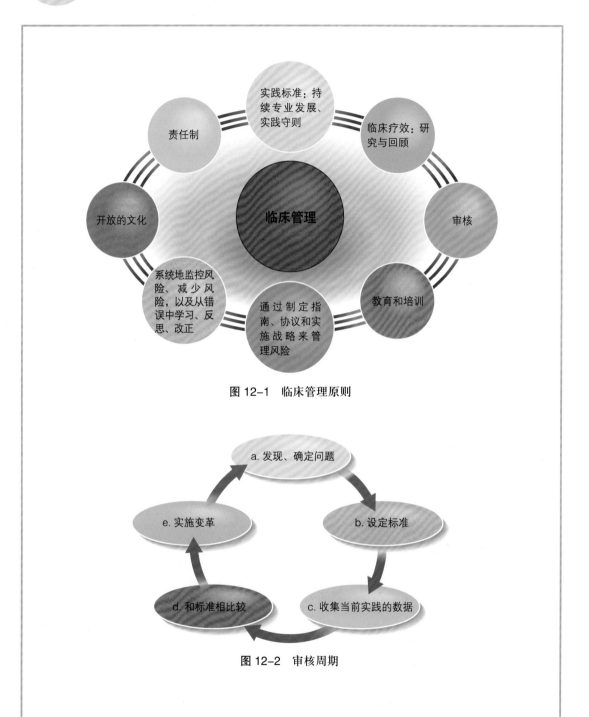

图 12-1　临床管理原则

图 12-2　审核周期

临床管理

临床管理（图12-1）在现代外科实践操作中非常重要。临床管理是医疗提供者对其患者健康管理的质量、安全和管理经验负责的框架，包括确定管理的临床标准并进行衡量，以证明这些标准正在实施。临床管理包括审核、教育和培训、临床效果、研究和开发、开放的文化和风险管理等活动。

审核

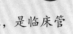

关键点

审核是一个持续质量改进的过程，是临床管理的关键组成部分。

执行临床审核是许多司法管辖区医疗注册的要求，是持续专业发展的一部分。手术审核对于确定实践中改进的领域和证明持续质量改进是很重要的。这个过程包括根据特定的标准评估结果、实施变革来改善结果，以及重新审核。

可审核的手术方面包括：

- 特定手术操作后的结果。
- 护理过程。
- 患者等待时间，后续随访。
- 患者满意度。

审核周期（图12-2）包括以下内容：

- 确定被审核的问题或情况。例如，对基底细胞癌（BCC）切除后不完全切除率的审核。

- 设定标准。例如，英国皮肤病协会指南指出，在英国进行基底细胞癌手术的整形外科单位有4.7%~6%的不完全切除率。

- 收集数据。例如，回顾过去1年内某手术单位所有切除BCC的病理报告和手术记录，然后计算不完全切除率。

- 和标准相比较。例如，如果发现你的单位有10%的不完全切除率，请将此与正在审核标准中的4.7%~6%的比例进行比较。仔细观察患者队列和管理中是否存在系统性差异，这些因素可能是分析中需要控制的混杂因素。

- 实施变革。例如，打印一份指南副本并装订好，放在手术室或小操作室，在外科团队中实施教育和意识计划，使他们意识到其中的缺陷，并宣教当前的指南标准。

下一步在许多方面很重要，也很困难——在一段时间后回归，然后重新审核，过滤一遍"审核周期"，看看这些变更是否有效地修正了临床实践以达到规定的标准。否则，需重新实施变革，并重新审核。

拓展阅读

http://www.hqip.org.uk/resources/hqip-clinical-audit-programmeguidance/.

http://www.hse.ie/eng/about/Who/qualityandpatientsafety/Clinical_Governance/CG_docs/clingovinformleafletFeb2012.pdf.

13 高效沟通与冲突管理
Communication and conflict resolution

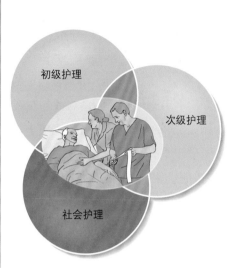

图 13-1 将有效的沟通扩展到初级、次级和社会护理，以确保患者处于护理中心

现况	• 自我介绍 • 确认患者 • 表达你的关切	"你好，Smith 小姐，我是外科病房的医师 Nicky。我打电话的原因是 Taylor 先生喘不过气来。"
背景	• 给出住院理由 • 解释重要的病史	"4 天前，Taylor 先生入院，并由于缺血性肠病接受了急诊剖腹探查术和小肠切除术，之前在病房病情稳定。"
评估	• 生命体征 • 临床印象	"他目前 NEWS 评分为 8 分、呼吸 35 次 / 分、氧饱和度 90%，心率 100 次 / 分。我恐怕他有肺栓塞。"
建议	• 解释你需要什么 • 提出建议 • 明确的期望	"我已经安排了胸部 X 线检查和动脉血气分析。你同意我再预约一项计算机断层摄影血管造影检查吗？如果你能够在 30 分钟内给我答复，我将很高兴。"

图 13-2 现况 – 背景 – 评估 – 建议（SBAR 系统）

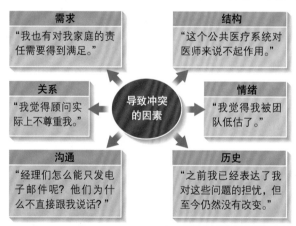

图 13-3 导致在卫生保健医疗系统内冲突的因素

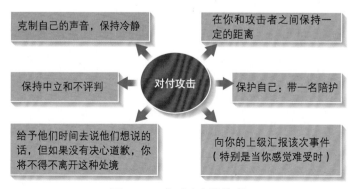

图 13-4 应对攻击的策略

表 13-1　冲突类型的实例和应对策略

冲突类型	实例	处理策略
医护人员之间	X 医师认为有必要给患者做手术，但 T 医师拒绝实施麻醉。两名医师现在互相叫喊	• 倾听别人的意见，承认存在不同的观点。 • 学会妥协。 • 在这种情况下，可能需要进行调解，让每名医师都能听到他们的观点
个人内心	你已经开始了一项外科训练工作，但感觉没有成功应对，你更愿意成为一名全科医师，你担心有这样的想法会让人们失望	• 询问其他人他们会怎么做。 • 如果你无法成功应对，你可以向你的上司诉说，他（她）可能会提供一个解决方案。 • 不要让这个决定变得过于沉重，进而导致你抑郁或焦虑，这将影响你现在的工作
团队内部	S 医师是一名技术高超的外科医师，当他去手术室主刀时会留下他的同事 D 医师在病房办理出院小结和拔管	• 接受现实，你的团队成员个性不同。 • 确保每名团队成员都感受到尊重并能为团队贡献自己的力量。 • 确保每个人都能完成他们平凡的任务
团队之间	外科专业 X 团队认为外科专业 Y 团队获得了比他们更多的手术时间。他们认为管理者偏爱外科专业 Y 团队，因而开始厌恶 Y 团队，并且士气低落	• 确保团队之间的持续沟通。 • 定期举行会议，邀请受手术室使用影响的所有人查看手术室使用频率的记录。 • 给人们时间来讨论他们受到的挫折，并提出解决方案

沟通技巧

沟通技巧是良好患者管理的基础。多年来，医师与患者之间的沟通已经从一个长辈型的命令模式演变为监管机构现在正积极鼓励的医患合作模式。在征得患者同意后，沟通常常延伸到他们的家庭。同样，我们的多学科医疗系统要求医师与其他医学专业人员、护理人员和专职医护人员进行有效的沟通。初级、次级和社会护理之间需要强有力的相互联系以确保以患者为中心的护理。沟通支撑着这个系统（图 13-1）。缺乏有效沟通会产生医疗差错。医疗赔偿机构一贯把沟通问题列为医疗诉讼最常见的原因。随着医疗系统换班模式的改变，患者在医师之间的交接每天可达 4 次。团队之间良好沟通产生一个有组织的、全面的交接，对确保患者安全至关重要。

沟通方式有哪些

• 语言：语言沟通是医疗保健的主要手段。医师可以在查房时与患者和家属进行沟通，或者在转诊时可以亲自或者通过电话进行沟通。语言沟通也是手术室的主要交流方式。

• 非语言：肢体语言在有效沟通中起着巨大的作用。多达 93% 的交际受到肢体语言、语调和态度的影响，只有7%与实际语言有关。

• 视觉：绘制图表或放映患者的检查资料（如扫描图片）可以帮助掌握关键信息。

• 书面：书面沟通一般在患者门诊或出院时使用。这通常是全科医师认识到他们的患者在次级护理和进一步管理计划中需要哪些服务的唯一途径。有关手术情况和术后状况的描述可供患者在外院就诊咨询过程中帮助全科医师了解相关内容。

沟通的结构化方法

现况－背景－评估－建议（SBAR）

由于护理学和临床医学培训的差异，护士和医师常常有不同的沟通方式：护理人员的语言往往更具描述性，而医师被教导要更简明。SBAR系统（图13-2）提供了一种框架，用于简明地传达关于患者状况的信息，突出了需要临床医师立即关注和行动的问题。

有效沟通的关键技巧

• 选择恰当的场所：如果你即将陈述坏消息，确保你有一个安静的房间，在那里你不会被打断。

• 倾听：当询问患者病史时，允许患者在一开始不间断地讲话，你将从中获得很多信息。

• 要保持兴趣并把注意力集中在患者身上：不要被周围发生的事情分心。积极地表明你在倾听他们关注的事情。

• 清晰的语言：你给出的信息需清晰简练。使用容易理解的短语和细节描述。

• 给患者时间提出问题：适时检查他们的理解情况。

冲突的解决

发生在医疗保健环境中的冲突，通常

是由于我们的需求未得到满足，或由于我们的需求不一致，或与他人的需求相抵触（图13-3）。由于医疗保健系统的复杂性，经常会在多个层面同时发生冲突。医护同事之间或患者与医师之间都可能发生冲突。

冲突的类型

有4种主要的冲突类型（表13-1）。

• 人际：两个人之间的冲突。

• 个人：一个人的自我冲突。

• 团队内部：一个团队中成员之间的矛盾。

• 团队之间：当组织内的不同团队之间出现误解时发生。

医疗系统中发生冲突的后果

冲突可能会对个人和医疗系统产生不利影响。这可能会导致：生产力下降——如果员工花时间去解决冲突，那么他们的精力就不会被用于完成工作；员工流失和士气低落——如果紧张情绪持续太久，人们可能开始缺岗或完全地放弃他们的工作；倦怠——冲突也会产生负面的工作生态系统，导致工作倦怠；诉讼和投诉——来自那些不觉得他们的冲突得到解决的患者或亲属。

解决冲突的关键点

解决冲突的目标是降低冲突等级。清晰地用仔细斟酌和平稳的语调说话是很重要的。不要发脾气，不要害怕，一定要坚定。

• 确保自身安全：确保有一个畅通的出口，以便需要时迅速退出。可以考虑与你团队中的另一名成员共同出面。

• 说话前要倾听：让对方说出自己的观点。

• 承认某个问题：这证实了你的倾听。

• 探索潜在的解决方案：找出对方真实需要。

• 找出一个双方都能接受的解决方案：妥协往往是解决冲突的关键。

如果这些措施都失败了，相互间的矛盾开始升级为口头或身体上的攻击，你必须尽早转移到一个安全的地方（图 13-4）。

拓展阅读

http://www.institute.nhs.uk/quality_and_service_improvement_tools/quality_and_service_improvement_tools/sbar_-_situation_-_background_-_assessment_-_recommendation.html (accessed 20 June 2016).

基础疼痛控制与麻醉

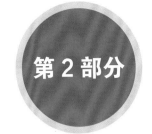

第 2 部分

Basic pain control and anaesthesia

14 局部麻醉
Local anaesthesia

表 14-1　局部麻醉药物的作用时间

药物	作用速度	作用时间
利多卡因	迅速	1~2 小时
丁哌卡因	缓慢	6~16 小时（PNB）
左布比卡因	缓慢	6~16 小时（PNB）
可卡因	1~5 分钟	<30 分钟
丁卡因	3 分钟	30~60 分钟
罗哌卡因	适中	8~13 小时（PNB）

注：PNB，指用于周围神经阻滞时。

表 14-2　局部麻醉药物使用剂量

药物	mg/kg（不与肾上腺素一起使用）	mg/kg（与肾上腺素一起使用）
丁卡因	1	1.5
利多卡因	4	7
罗哌卡因	2	3
丁哌卡因	2	3
左布比卡因	2	3

表 14-3　局部麻醉后出现中毒反应的治疗

如果患者接受局部麻醉后中毒，该怎么办？

- 停止注射。
- 呼救并给予吸氧。
- 如果还没有建立静脉通道，请即刻开放静脉通道。
- 对于局部麻醉药物中毒的处理很大程度上是生命支持——保持气道开放，维持呼吸运动和循环。
- 唯一特效的疗法是使用脂质救援。
  （详情可查阅网站 AAGBI）

什么是局部麻醉

局部麻醉（简称"局麻"，LA）是药物阻断神经组织内可逆性钠离子通道从而造成痛觉丧失的方法。他们可以通过多种途径执行，包括：

- 表面麻醉：例如，丁卡因或者局部麻醉药物的共晶混合物（EMLA）。

- 浸润麻醉：例如，利多卡因、丁哌卡因。

- 区域阻滞：例如，腹横肌平面阻滞。

- 特定区域麻醉（神经阻滞）：例如，臂丛阻滞。

- 椎管内麻醉：例如，蛛网膜下腔或硬膜外麻醉。

一般来说，区域阻滞、特定区域麻醉和椎管内麻醉由麻醉师操作。而局麻中的浸润麻醉、环形区域的麻醉和其他简单的技术被更广泛地由临床医师实施。

EMLA 是 50:50 的利多卡因和丙胺卡因的混合物，用于表面麻醉中的皮肤麻醉——它积聚在真皮和表皮。这对于插管前准备非常有用，也非常有利于局麻渗透问题的解决。

- 药理学：局麻药依据它们的结构分为 2 类，即酯类和酰胺类。可卡因、普鲁卡因和丁卡因属于脂类。丁哌卡因、利多卡因、罗哌卡因、左布比卡因和丙胺卡因都属于酰胺类局麻药。大多数局麻药的作用方式是脂溶性的弱碱基扩散到神经元并离子化，从而可逆地与钠通道结合，防止神经传导，阻断疼痛感受。局麻药的半衰期和作用时间不尽相同，例如，利多卡因起效迅速，半衰期为 1~2 小时，而丁哌卡因需要 30~40 分钟达到最大药效，其半衰期长达 4 小时（表 14-1）。丁哌卡因和左布比卡因互为异构体（分子水平上的镜像），两者非常相似，如同左右手，这将导致属性的稍许差别。当不慎静脉注射或者大剂量使用时，左布比卡因心脏毒性小

于布比卡因。具体用量详见表 14-2。

安全注意事项

有哪些副作用

- 局部麻醉中毒可能是由于过量服用或意外静脉给药引起。局麻毒性主要影响中枢神经系统（CNS）和心血管系统（CVS）。将局麻药由皮下注射改为静脉注射可导致心脏停搏。中毒的早期征兆是口周麻木和耳鸣。一般来说，神经毒性先于心血管衰竭发生。患者表现从意识错乱和躁动发展成癫痫、昏迷和呼吸停止。持续用药可能导致低血压、心动过缓和心脏停搏。治疗方案见表 14-3。

- 直接或间接的神经损伤：压迫或神经内注射。

- 对添加剂的反应：防腐剂过敏或添加血管收缩剂而发生的心血管效应。

- 高铁血红蛋白血症：这是丙胺卡因（如 EMLA 含有）最主要的副作用，最常发生在它被用于小婴儿和大剂量使用的情况下。

需要哪些设备／监测

应具备标准生命体征监测和供氧、复苏设备。语言沟通也是非常重要的。一名无应答的患者可能是失去气道反射或受到心血管衰竭的影响。

局部麻醉的禁忌证

- 绝对禁忌证：患者过敏以及患者拒绝使用。患者过敏（这种情形极其罕见）——大多数宣称对局麻药"过敏"是由于局麻药与肾上腺素共同使用的结果，可能导致心悸和头晕。其实对局麻药的真正过敏是极罕见的，通常是对溶液中防腐剂的反应。对局麻药的酯类代谢物（即对氨基苯甲酸）过敏已经做了描述。注意，这也是防晒霜的一个成分。

• 相对禁忌证：不愿配合和意识错乱的患者或者合适的注射部位有感染情况。注射部位受感染时，局麻药是不大可能在这种酸性环境导致极少电离的情况下起效的。感染部位血流量增加同样会加大药物被清除的速率。

• 抗凝作用：根据抗凝程度，一些情况下局麻的实施或手术的执行可能是不明智的。

如何安全地进行局麻注射

确保你已经获取了充分的病史和检查结果。确保有适当的设备和人员（如上所述）。在开始前计算出最大剂量。通过向患者解释你在做什么／为什么这么做来征得患者的同意。皮肤需消毒完备。应当首先用一根小针（25~27 G）聚起皮丘、缓慢注射（低压注射）来减轻注射疼痛。疼痛是由于溶液的pH 值改变和组织膨胀引起的。将碳酸氢钠加入利多卡因可以减轻注射疼痛，但是将碳酸氢钠加入丁哌卡因将导致局麻药的沉淀。一般总是在注射前先回抽针管以防注射入静脉，然后缓慢用 23 G 针进一步渗透。在测试麻醉效果之前应等待一段合适的时间。当然，还需要检查术前麻醉是否足够来决定何时进行手术。

肾上腺素

局麻药中加入肾上腺素有助于延长麻醉的持续作用时间。肾上腺素引起的血管收缩有助于改善手术环境和减少术中失血，可强化阻滞效果并允许使用更高剂量（血流减少，血流吸收较慢）的局麻药。

肾上腺素不应用于动脉末端提供血液供应的区域，例如阴茎和手指、脚趾。谨记肾上腺素是全身吸收的，这可能导致缺血性心脏病患者的心肌缺血。心动过速可能是静脉注射含肾上腺素的局麻药而引起的结果。如果发生了这种情况，需要立即停止注射。将肾上腺素与可卡因（一种强有力的血管收缩剂）一起使用可诱发致命性快速心律失常。

拓展阅读

Australian and New Zealand College of Anaesthetists (ANZCA). *Guidelines for Health Practitioners Administering Local Anaesthesia.* http://www.anzca.edu.au/documents/ps37-2013-guidelines-for-health-practitioners-admi (accessed 24 June 2016).

Cave G, Harrop-Griffiths W, Harvey M, et al. (AAGBI Working Group). *AAGBI Safety Guideline: Management of Severe Local Anaesthetic Toxicity.* Association of Anaesthetists of Great Britain and Ireland 2010. https://www.aagbi.org/sites/default/files/la_toxicity_2010_0.pdf (accessed 24 June 2016).

NYSORA – New York School for Regional Anaesthesia. http://www.nysora.com/regional-anesthesia/foundations-of-ra/3075-toxicity-of-local-anesthetics.html (accessed 24 June 2016).

Weinberg G. Lipid rescue resuscitation from local anaesthetic cardiac toxicity. *Toxicological Reviews* 2006; 25 (3): 139–145.

15 镇静
Sedation

表 15-1 镇静的禁忌证

绝对禁忌证	相对禁忌证	预防措施
• 患者拒绝使用。 • 已知相关药物过敏史	• 没有完全禁食。 • 困难气道 / 难以插管。 • 并存严重病情的医疗状况——ASA 评级 III 级及以上	• 极端的年龄（年幼或高龄）。 • 漫长的手术过程。 • 病态肥胖症

表 15-2 ASA 评分

I 级	正常健康的患者
II 级	患有轻微全身性疾病的患者
III 级	患有严重全身性疾病的患者
IV 级	患有严重全身性疾病且对生命造成威胁的患者
V 级	不进行手术就不可能存活的垂死患者

表 15-3 气道评估

既往史	体格检查
• 既往有困难插管或面罩通气。 • 晚期类风湿关节炎。 • 唐氏综合征——21 三体综合征。 • 有打鼾、喘鸣或睡眠呼吸暂停病史。 • 气道手术史	• 病态肥胖症。 • 畸形的面部特征。 • 小颌畸形或颌后缩。 • 突出的门齿（"龅牙"）。 • 腭穹窿增高。 • 气道 Mallampati 分级 >2 级。 • 张口减少，颈部短，颈部伸展受限

表 15-4 Mallampati 分级

Mallampati 分级	
1 级	软腭，咽，悬雍垂，前、后柱（可见）
2 级	软腭，咽，悬雍垂（可见）
3 级	软腭，悬雍垂根部（可见）
4 级	软腭所有部分均不可见

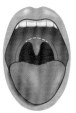 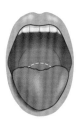 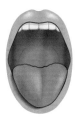

1 级　　　　2 级　　　　3 级　　　　4 级

表 15-5　术前禁食指南	
食物摄入类型	禁食时间（小时）
清液	2
母乳	4
婴儿配方奶粉	6
非人类奶制品	6
清淡的食物	6

表 15-6　改良的 Ramsay 镇静评分	
1	焦虑情绪
2	清醒并且安静
3	昏昏欲睡——易对口头命令做出反应
4	睡着——对触觉刺激有较快和目的性的反应
5	睡着——对听觉或触觉刺激反应很小
6	睡着——无反应

镇静和镇痛

小手术常规在由手术医师或者麻醉师创造的局部麻醉或镇静的条件下实施。镇静和（或）镇痛的实施可保证患者有一个舒适、安全和愉悦的手术过程。但是，镇静有出现严重并发症的风险。人们认识到，镇静期间发生的大多数不良事件是可预防的，因此让镇静实施者接受适当的培训和教育从而使其进行安全的镇静和获得必要的复苏能力是势在必行的。本专题主要聚焦在安全镇静和安全镇痛的原则与实施。程序性镇静和镇痛用来描述镇静催眠药物和（或）止痛剂的使用，以促进诊断或治疗过程的安全进行。这个概念可解释为：镇静是一个连续过程，患者可以在不同的镇静等级水平之间快速转换，因而镇静水平的要求随个体差异和实施过程而变化。通常，选择的药物或药物组合可以使患者保持其保护性气道反射。

镇静和镇痛水平分级

美国麻醉师协会（ASA）释义了镇静的4级水平：

Ⅰ级：轻度镇静或抗焦虑

"一种药物引起的状态，患者通常对口头命令做出反应。虽然认知功能和协调性可能受到损害，但通气功能和心血管功能不受影响。"

Ⅱ级：中度镇静 / 镇痛或清醒镇静

"一种药物引起的意识障碍，在这种情况下，患者有意识地响应单独的口头命令，或伴随着轻微的触觉刺激反应。自发通气的氧气量已足够，不需要任何干预措施来维持患者的气道功能。心血管功能通常保持不变。"

Ⅲ级：深度镇静 / 镇痛

"一种药物引起的意识障碍，患者在反复或痛苦的刺激下不能被轻易唤醒，但会有意识地做出反应。患者独立维持呼吸功能的能力可能受损，可能需要协助来保持气道通畅，仅自发通气可能不够。心血管功能通常保持不变。"

Ⅳ级：全身麻醉

"一种药物引起的意识丧失，期间患者没有意识，甚至对疼痛刺激也无反应。往往不能独立维持通气功能。患者因为自发通气下降或药物引起的神经、肌肉功能萎缩，需要协助维护气道功能，并可能需要正压通气。心血管功能可能会受损。"

安全镇静的 4 个 "P"

安全镇静实施的重点可以被简述为4个"P"：患者（Patient），手术（Procedure），术者（Provider），手术室（Place）。

• 患者（Patient）：患者适合这个操作吗？他 / 她是否清楚知情同意？

- 手术（Procedure）：患者能在镇静状态下安全地完成手术吗？还是需要全身麻醉？
- 术者（Provider）：术者是否已得到足够的训练来安全地实施镇静？
- 手术室（Place）：设施是否到位？如果出现问题，是否有后援？

患者〔patient〕

重要的是认识到并非所有接受小手术的患者都需要镇静。大部分患者都需要获知手术过程的细节才感到安心。如果镇静的使用增加操作成功实施的概率，那么可以表明镇静带来的益处大于风险。譬如，面对焦虑的患者，手术时间被延长或者手术过程难受痛苦，都是镇静的适应证。镇静的禁忌证见表15-1。

镇静与镇痛之前，患者该做何种准备

- 术前评估：需要病史采集、体格检查和实验室检查。任何器官系统紊乱都可能影响镇静的适用性、药物的选择、剂量的选择以及患者的反应。患者可依照 ASA 体质状况分级标准分为 5 级（表15-2）。ASA Ⅰ ~ Ⅲ 级患者适合镇静，医师面对 ASA Ⅲ级和Ⅲ级以上的患者需要有更高的警惕性。
- 气道评估：为困难气道进行评估（表15-3），进行 Mallampati 分级（表15-4）；气道条件困难的患者不适合行镇静操作。
- 空腹状态：患者禁食根据 RCN 术前禁食指南（表15-5）。如果需要停止特定的药物治疗，应告知患者。
- 知情同意：操作的风险、益处及可替代的方案应当告知患者，并记录在案。

什么是 ASA 术前体质状况分级

美国麻醉师协会 (ASA) 体质状况分级是依据患者内科合并症的存在和严重性来分级

的。等级后加上"E"表示急诊手术。

手术〔procedure〕

适用镇静的操作包括牙科手术、小手术、内镜检查、诊断成像/介入放射学检查、疼痛管理和心脏病手术操作。

术者〔provider〕

医学从业者应当接受必须的训练：

- 术前评估及最优化处理。
- 精通监控技术和设备。
- 熟知相关药物的药理学及作用。
- 监测患者的镇静深度和心肺功能。
- 气道管理、急救技能。考虑你是否需要麻醉师的参与，如需要，尽早寻求帮助。

手术室〔place〕

需要哪些设施

- 足够的空间和照明。
- 氧气及氧气输送装置（面罩，鼻套管，球囊面罩，封闭式氧气装置）。
- 气道设备（口/鼻气道设备，气管导管，喉罩，喉镜）。
- 吸引器。
- 监护仪：无创血压监测 (NIBP)，血氧饱和度 (SpO_2)，心电图 (ECG) 和呼气末二氧化碳 ($EtCO_2$)。
- 药物：镇静药，阿片类镇痛药，阿片类和苯二氮䓬类拮抗剂，以及复苏药物(肾上腺素、胺碘酮、阿托品、麻黄素)。
- 复苏推车应当置于方便获得的场所，以防紧急情况。

如何进行小手术的镇静和镇痛

获得书面同意后，建立静脉通路。如果正在使用镇静药，需开始标准化 ASA 推荐的监测项目（NIBP，SpO_2，ECG，$EtCO_2$）。

- 镇静镇痛：滴定剂量诱导效果好。
- 镇静的维持：按需增加剂量。
- 监测患者镇静深度及心肺状态。
- 手术后：继续监测患者镇静深度及心肺状态。符合条件后可以离开手术室。

药物的应用

多种镇静药已被用于小手术，包括苯二氮䓬类药物、异丙酚和氯胺酮，以及阿片类镇痛药。如果镇静是由术者自行实施的，常使用苯二氮䓬类药物连同或不连同阿片类药物。苯二氮䓬类药物效果可被氟马西尼作用逆转，而阿片类药物可被纳洛酮逆转。逆转剂不应常规使用，而应用于显著过度镇静。其他镇静药（如丙泊酚）可引起镇静水平的快速变化，没有特定的解毒剂，因此被外科医师使用是不安全的，而是需要麻醉专业医师使用。

监测镇静的水平分级

改良的 Ramsay 镇静评分（表 15-6）是一种广泛使用的镇静评分；2 或 3 分的镇静评分是较为满意的。如果患者可以维持气道开放并保持稳定的心肺状态，那么镇静评分 4 分也是可以接受的。

镇静的并发症

- 呼吸系统：通气不足、缺氧、高碳酸血症、呼吸抑制和死亡。
- 心血管系统：低血压、心血管功能不稳定。
- 中枢神经系统：过度镇静和麻醉、失去保护性气道反射、对镇静的反常反应（例如，应激反应）。
- 其他：恶心、呕吐和误吸。

镇静的逆转（如需要）

- 停止更多的镇静药使用。

- 使用再呼吸面罩，给予 100% 氧气。
- 如果有异物，及时清理呼吸道。
- 如有气道阻碍，保持畅通；有需要，给予辅助通气。
- 使用合适的逆转剂，谨慎使用那些与镇静药相比半衰期较短的逆转剂，此种情况可能需要再次使用逆转剂。
- 适当的时候寻求帮助或者麻醉师支持。

出院

一些医院的出院标准和评分系统是针对特定手术量身定做的。一般来说需要保证如下情况：

- 患者清醒并有方向感。
- 保证使用的镇静药和（或）逆转剂已经过了其药效时间，以避免再次镇静。
- 疼痛控制良好，预计不会在出院时需要强镇痛药。
- 如果患者发生恶心和呕吐，确保已被治愈。
- 重要器官功能稳定，预期功能不会恶化。
- 实施的手术不需要进一步监测术后并发症。

出院后指导患者的注意事项

- 关于饮食、药物、活动和随访信息的书面和口头指导。
- 让有责任心的成年人照顾。
- 需有紧急情况下的联系信息。

拓展阅读

http://www.rcoa.ac.uk/system/files/PROPOFOL-ERCP-2014_0.pdf (accessed 20 June 2016).

https://www2.rcn.org.uk/__data/assets/pdf_file/0009/78678/002800.pdf (accessed 20 June 2016).

Safe Sedation Practice for Healthcare Procedures: Standards and Guidance. AoMRC, London 2013 (www.rcoa.ac.uk/node/15182).

全身麻醉与区域麻醉
General and regional anaesthesia

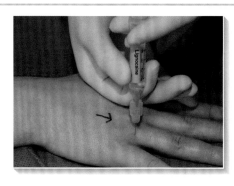

近节指骨神经阻滞。在手背面邻近背面神经处注入局部麻醉药物。用 25 G 针先朝向手指掌侧后将局麻药注射入指固有神经附近。在标记手指的另一侧进行同样的操作。

图 16-1　指神经阻滞

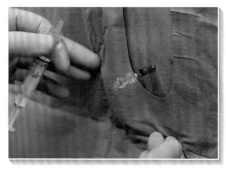 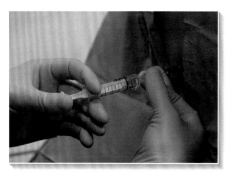

（a）在注射局麻药之前需看到清澈的脑脊液从蛛网膜下腔经过 25 G 脊椎穿刺针流出。　（b）将局麻药注射入蛛网膜下腔。

图 16-2　椎管内麻醉

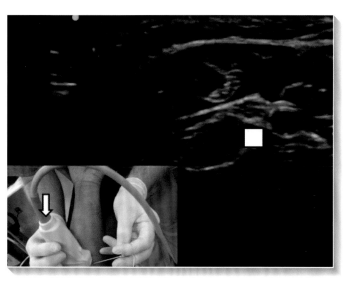

超声引导下外周神经阻滞——尺神经阻滞。注意尺神经（白色方形的上方）位于尺动脉的内侧。

图 16-3　尺神经阻滞

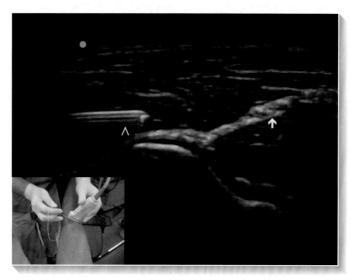

超声引导下外周神经阻滞——桡神经阻滞。针（∧）朝向桡神经（箭头）插入。

图 16-4　桡神经阻滞

引言

对于大多数小手术，局部麻醉药物浸润手术部位将提供足够的麻醉效果使手术得以进行；然而，在某些情况下，应考虑替代技术。这种情况包括：①手术因素，即手术涉及体腔、颈深部肿块、手术区域广泛、持续时间长。②患者因素，即焦虑、对局麻药过敏（罕见）、凝血功能障碍、局部感染。

全身麻醉

全身麻醉（简称"全麻"）指故意诱导的无意识状态致使外科手术能够顺利进行的方法。

这涉及静脉注射催眠药物的使用，通常与阿片类镇痛药共同使用，伴或不伴肌肉松弛药的加入。这种形式的麻醉仅能够由受过训练的人并在有符合条件的设备和支持下进行，以确保操作安全。一旦麻醉，患者通常需要气道管理设备的插入，通常是喉罩（LMA）或气管导管（ETT）。利用这些设备对通气情况进行控制，同时也使麻醉气体持续摄入以维持麻醉状态直到手术结束。

当患者被列明需在全身麻醉下进行手术时，他们需要按照当地指南进行禁食，见第 15 个专题表 15-5。检查当地医院的全麻政策程序——许多医院有一个预评估诊室，患者需要在那里通过检测标准来获得手术的许可。

区域麻醉

区域麻醉是指在感觉神经（或神经的集合）附近给予局部麻醉药物以使神经组织产生麻木感的方法。这些技术包括中枢神经阻滞（椎管内麻醉和硬膜外麻醉）以及外周神经阻滞。这将减少局麻药的使用剂量，也相应减小局麻药的毒性，同时比大剂量局麻药浸润法引起患者不适的概率更小。

这种技术同样仅能由经过训练的医师进行操作。

选择何种适宜麻醉技术取决于全面的相关部位解剖知识。任何区域麻醉技术都有神经损伤的风险。在针插入时患者感觉疼痛或感觉异常，这时应避免药物注射，可减小这种风险。应始终遵守无菌原则以避免感染。

椎管内麻醉

使用脊髓穿刺针将 2~3 ml 的局麻药注射入低于脊髓末端水平 ($L_{1~2}$) 的蛛网膜下腔。在这个水平注射局麻药会导致下肢和躯干麻木、感觉缺失。阻滞平面取决于局麻药注射的剂量。这种类型的麻醉常用于下肢矫形手术和下腹部手术。

硬膜外麻醉

这种技术是在硬膜外隙放置导管，内含来自脊髓的脊髓神经根，然后局麻药可通过导管送至间隙以提供有效的镇痛。这种技术一般应用于在较长时间内持续镇痛的环境，如分娩。

术前、术后注意事项

无论是椎管内麻醉还是硬膜外麻醉，术前都要进行低分子肝素和其他抗凝剂服用情况的检查，术后一段时间内按照当地的指南进行术后随访。同样，也需确认患者出院前有排尿并且无尿潴留。

外周神经阻滞

外周神经阻滞可以应用于头部和颈部及周边手术。在这些阻滞中，仅 1~2 ml 的局麻药可能已足够产生期望的效果。麻醉效果仍取决于针尖与神经的接近程度和所需阻滞的感觉神经的大小。

⚑ 超声波检查常被用于进一步识别正确的解剖结构。确保记录神经阻滞前的神经血管状态，特别是在创伤病例中。

头部和颈部

可以通过沿眉下缘内侧 2/3 处注射局麻药 5~7 ml 来阻断眶上、滑车上神经。这可以麻醉额部区域。眶下神经位于眼眶下缘的眶下孔，被阻滞后会影响上嘴唇、脸颊和鼻子的一部分感觉。颏神经从颏孔出发，被阻滞后会影响下唇和下巴的感觉。

浅颈丛区域可以通过沿胸锁乳突肌后缘注射局麻药来阻滞。这会使头后部、颈和肩部的表层结构麻木。

上肢

桡神经提供手背桡侧部分、拇指背和示指背部分的感觉。可以先通过在腕部桡动脉外侧附近注射 3 ml 局麻药，然后从鼻烟窝缘到腕关节后部中间皮下注射局麻药来阻断感觉。

尺神经控制手掌的尺侧、手背的尺侧半部分、小指和无名指的尺侧的感觉。可以通过在尺侧腕屈肌腱深处注入 5~7 ml 麻醉药物以及在腕背侧面尺骨茎突皮下浸润 3~4 ml 局麻药来阻断感觉。

正中神经为手掌外侧面，拇指的屈侧，示指、中指和无名指的桡侧提供感觉。可以在腕屈肌腱桡侧和掌长肌之间的腕部皮肤皱襞处插入针。先将针以 45° 角插入直到阻力感觉消失，表明针穿过了屈肌支持带，注射 2~5 ml 局麻药就可以阻滞神经。韧带上进一步皮下浸润注射 0.5~1.0 ml 将阻滞掌浅支。

指神经为手指提供感觉。它们可以通过在与近侧指骨相邻的两侧注射 3~5 ml 局麻药阻断感觉。或者，它们可以在掌骨头邻近处被阻断。含肾上腺素的溶液不推荐用于四肢，因为可能导致肢体缺血。

下肢

股神经来源于腰丛的 $L_{2~4}$ 神经根。它掌控大腿内侧和膝关节的感觉。它位于腹股沟韧带下的股动脉和股静脉的外侧，可以被阻滞,通过使用适当的神经定位技术（超声引导或外周神经电刺激）来减小神经内注射的风险。

股神经终止于隐神经,隐神经在腿的前内侧分为胫骨平面上的浅支。它提供了小腿内侧、踝关节和脚各块区域的感觉。隐神经可以通过沿胫骨平面皮下浸润注射局麻药5~10 ml来阻断。

坐骨神经来源于L_4~S_3骶丛的腹侧支,通过骨盆的坐骨大孔延伸至大腿后侧。它分为腓总神经和膝上方的胫神经。坐骨神经可以沿着大腿的不同部位被众多已描述技术中的一种所阻断。

腓总神经经过腓骨的颈部,非常表浅,并在腿的前外侧部延续。它在踝关节分为腓浅神经和腓深神经。

腓浅神经可沿内侧和外侧踝关节之间的足背进行皮下浸润局麻药来阻断感觉。腓浅神经除了提供第一叉趾间隙的感觉外,还提供足背的感觉。腓深神经可以由足背动脉外侧注射3~5 ml局麻药阻断,这将麻醉第一和第二脚趾之间的皮肤。

胫神经分布于小腿后室,并分为胫后神经和腓肠神经。胫后神经可通过在内侧踝和足跟连线的中点（胫后动脉后外侧）,注射5~10 ml局麻药来阻断。这将为足跟、脚趾的脚底部分和脚掌底部提供麻醉。

腓肠神经为足部外侧和足底外侧的近侧侧面提供感觉。它可以通过在外踝与跟腱之间皮下注射5~10 ml局麻药来阻断。

固有神经阻滞时在近节趾骨任意一侧注射3~5 ml局麻药,可用来帮助实施嵌甲手术。含肾上腺素的溶液不推荐用于四肢,因为它们可能导致缺血。

拓展阅读

Harmon D. *Peripheral Nerve Blocks & Peri-operative Pain Relief*. Philadelphia: Saunders/Elsevier; 2011.

Miller's Anesthesia. 7th edn. Philadelphia, PA: Churchill Livingstone/Elsevier; 2010.

Salam GA. Regional anesthesia for office procedures: Part I. Head and neck surgeries. *American Family Physician* 2004 Feb 1;69(3):585–90.

Salam GA. Regional anesthesia for office procedures: Part II. Extremity and inguinal area surgeries. *American Family Physician* 2004; 69(4): 896–900.

外科核心知识 第3部分

Core surgical knowledge

17 皮肤切口
Skin incisions

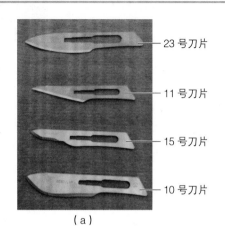

- —— 23 号刀片
- —— 11 号刀片
- —— 15 号刀片
- —— 10 号刀片

（a）

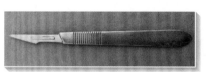

（b）装有 11 号刀片的外科手术刀。

图 17-1　手术刀片

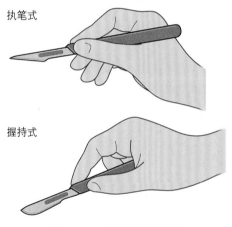

执笔式

握持式

图 17-2　外科手术刀握法

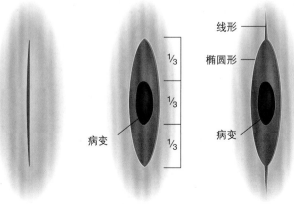

线形

椭圆形

病变

病变

1/3

1/3

1/3

线形切口　　　椭圆形切口　　　混合切口

图 17-3　切口

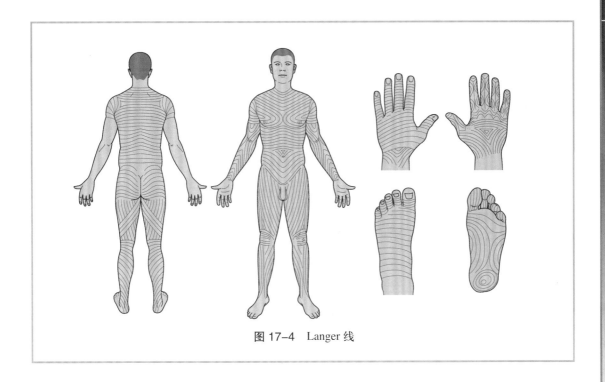

图 17-4　Langer 线

外科手术刀

手术刀可以是一次性使用的，也可以是组合了一次性刀片和可重复使用刀柄的复合体。对于可重复使用的刀柄，用持针器牢牢抓住刀片的非锋利边缘，并将刀片的中间空洞对准刀柄的中心凸起轻轻滑入。在安装刀片时，要特别小心，以免它折断，伤害到你或你的助手。

一般来说，常用的刀片型号有 4 种（图17-1）。

• 15 号刀片：它有一个小的曲线刃口，可用于执行精确的皮肤切口。

• 11 号刀片：它有一个三角形斜边的长刃，最常用的是刺切口。例如，腹腔镜胆囊切除术、脓肿引流术、刮片活检。

• 10 号和 23 号刀片：它们有大的切削面，适合长切口。

持手术刀切开皮肤

• 刺切口（11 号刀片）：对于刺切口，像握钢笔一样握住手术刀。

• 线形切口：对于线形切口，像握牙刷或小提琴弓一样握住手术刀（图 17-2）。

切开的基本原则

• 可及性：切口应提供直接的解剖通路，同时提供手术操作的空间。必须最大限度地利用切口以便于暴露。这可以借助柔和的牵引、定位和照明。

• 可扩展性：如果最初的切口不充分，就必须预估切口可延长而不会造成广泛的损害，以促进更大限度的暴露和可及性。

• 无张力切口：伤口闭合必须满足边缘组织健康、位置相近的要求，并且应无张力，以提供伤口完整性。

当要做一个切除可疑恶性病变的皮肤切口时，需直接切开足够深度以达到真皮层，小心不要"调味"伤口（即不向内侧深缘反复切割）。

外科小手术切口

图 17-3 描述了外科小手术的常见切口。

在一般情况下，线形切口用于脂肪瘤和某些情况的体内异物，而椭圆形切口用于皮肤病变和皮脂腺囊肿。在涉及有美容需求的区域，需调整切口，例如，一个椭圆形切口合并两端线性延伸（图17-3）。施行椭圆形切除时，椭圆的长度至少应为其宽度的3倍，防止出现"狗耳朵"。

切口良好愈合的技巧

• 培养精细的组织处理技能。

• 切口顺应松弛皮肤张力线（RSTL）和最大扩展线（LME）。Langer线是传统上根据尸体研究后用来指导最佳线切口的方法（图17-4）。现在一般用一个由Borges描述的更现代概念RSTL来代替（详见第18个专题）。将切口与Langer线或RSTL平行有助于改善愈合。谨记这不仅适用于头部和颈部，同样适用于躯干和四肢。

• 使用有齿镊提拉皮肤边缘，可起到保护作用。

• 警惕毛发进入伤口边缘（最好避免）。

电切术

除去用手术刀，还可以使用高频电刀。通常，皮肤的初始切开是用手术刀进行，随后可以用电刀切开更深层，也可以用来处理较大病变。高频电刀的相关原理描述见第21个专题。

18 切口闭合原则
Principles of wound closure

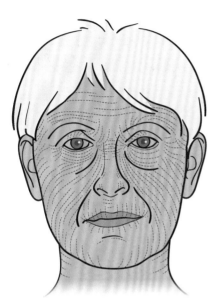

图 18-1 面部松弛的皮肤张力线

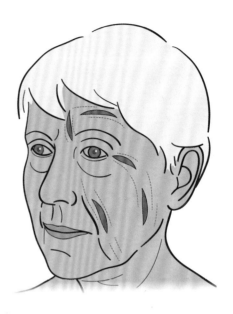

图 18-2 依据 Langer 线确定方向的切口

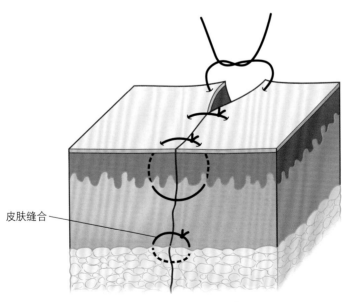

皮肤缝合

深至真皮层的缝合线有助于两侧组织的接近，以减轻伤口的张力。将露于表面的缝合线准确固定在与两侧边缘位置相近的地方，这样可以使皮肤边缘外翻对齐。

图 18-3 皮肤的结构

表 18-1　缝合线材质的选择

材质	商品名	类型	强度	适应证
可吸收				
聚卡普隆 25	Monocryl	合成纤维单丝	半衰期 14 天	真皮深层和表皮下缝合
糖酸聚合物 631	Biosyn		完全吸收 91~119 天	
乙 / 丙交酯共聚物	Vicryl Polysorb	合成纤维编织	保持 3~4 周的张力强度，60 天内完全吸收	血管结扎和软组织修复
不可吸收				
尼龙	Ethilon Monosof	单丝	每年丧失 20% 的缝合强度	皮肤缝合
聚丙烯	Prolene Surgipro	单丝	不可吸收	皮肤缝合

皮肤切开计划

计划性的手术流程有助于确保患者治疗达到最佳效果。在条件允许的情况下，以实现美观悦目的细线条瘢痕为目的选择手术设备，尤其是在身体的暴露部位，如面部。

在局部麻醉注射之前，标记皮肤损伤的轮廓和计划的皮肤切口是非常有用的，因为麻醉可能会扭曲解剖结构。

如何使瘢痕精细

在尝试获得精细的线性瘢痕时，有 2 个重要的技术因素需要考虑。

• 最后的瘢痕定位应是在同一方向的松弛皮肤张力线（或 Langer 线），这类似于皱纹（图 18-1），注意在面部尤其重要（图 18-2）。

• 切口边缘应当贴近吻合并少许外翻（图 18-3），因为切口愈合时瘢痕会趋于扩大。

选择缝合线的型号

缝合线的尺寸从 0-0（非常大，不适合小手术）到 11-0（用于微血管吻合术）。一般来说，大小从 3-0 到 5-0 的缝合线适用于外科小手术。

脸部切口最好用纤细的缝合线，如 5-0

或 6-0 线。其他区域，4-0 缝合线可达到强度和美观之间的平衡。3-0 缝合线可能适用于背部创伤较大的伤口，因为背部张力偏大。

缝合线材质的选择

见表 18-1。

缝合定位

• 面部：缝合针刺入点应该距离皮肤边缘 2~3 mm，两边相隔 3~5 mm。

• 身体的其他部位：缝合针刺入点应该距离皮肤边缘 3~4 mm，两边相隔 5~10 mm。缝合应总是从身体的远端开始，朝向近端。

简单间断缝合技术

针尖应呈 90° 角进入皮肤以确保边缘外翻。轻轻转动手腕，使针穿过皮肤层。从外侧开始，穿过表皮，进入一侧皮下组织。然后重新用持针器抓紧针进入对侧皮下组织，并从表皮穿出。把缝合线打结在切口的一边（图 18-3）。

使用相匹配的缝合技术

• 简单缝合（中断 / 连续）：最简单的选

择。用于大多数皮肤缝合。连续缝合可以用来帮助减少皮肤边缘出血（尤其是头皮裂伤）。

• 褥式缝合（水平 / 垂直）：当有处理困难的皮肤边缘外翻时可选择。

• 皮内或皮下缝合：有助于减小开裂伤口闭合时的张力。

皮肤吻合器是合适的选择吗

皮肤吻合器缝合是一个比手工缝合速度更快的选择，通常用于大伤口（例如腿部），或用于需快速减少伤口出血的部位（如头皮）。

重要的是避免在脸部使用皮肤吻合器，因为它们会导致明显瘢痕。

在使用皮肤吻合器时，用有齿镊让两侧皮肤接近并外翻是非常重要的。

皮肤黏合剂

可用于小伤口。在儿科非常有用。将皮肤靠近，然后在一侧组织应用黏合剂，直到它已经固定。在应用组织黏合剂之前进行伤口冲洗和清创是必要的。组织黏合剂通常在1 周内吸收。不要使用可能会溶解黏合剂的药膏。

胶黏带

可以在小伤口中发挥作用，使皮肤边缘黏合或在拆线后为伤口提供额外的力量。它们对儿童特别有用。不应用于皮肤边缘张力过大的地方。

拆线时间

• 面部：5 天。

• 手：10~14 天。

• 肢体 / 背部：10~14 天。

麻醉

有关局部麻醉技术的细节，见第 15 个专题。

19 缝合线
Sutures

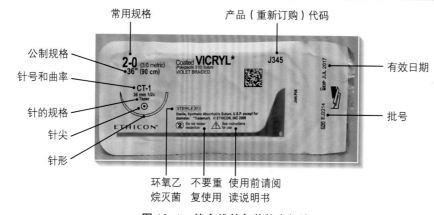

常用规格　　　　　　　产品（重新订购）代码

公制规格

针号和曲率

针的规格

针尖

针形

环氧乙　不要重　使用前请阅
烷灭菌　复使用　读说明书

有效日期

批号

图 19-1　缝合线外包装信息解读

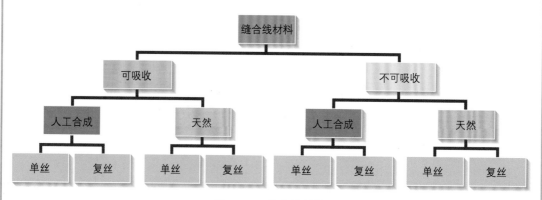

图 19-2　缝合线材料

	缝合线	材料	来源	单丝/编织	特点
可吸收	（羊）肠线	纯动物肠道	天然	单丝	• 明显的炎症反应。 • 被蛋白水解消化吸收。 • 未在英国使用
	Monocryl	聚卡普隆 25	人工合成	单丝	• 用于皮内缝合
	Vicryl	聚糖乳酸 910	人工合成	编织	• 手感好，易于操作
	Vicryl Rapide	聚糖乳酸 910	人工合成	编织	• 吸收快速
	PDS II	聚对二氧环己酮	人工合成	单丝	• 吸收缓慢
不可吸收	丝线	蚕丝	天然	编织	• 手感好。 • 明显的炎症反应。 • 降解，不吸收。 • 不用于皮肤封闭
	Mersilene	聚酯	人工合成	编织/单丝	• 抗张力强度高
	Ethilon	尼龙聚酰胺	人工合成	单丝	• 组织反应极小
	Prolene	聚丙烯	人工合成	单丝	• 特有的蓝线

图 19-3　几种常用缝合材料及其应用综述

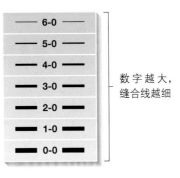

数字越大，缝合线越细

图 19-4 缝合线规格

表 19-1 浅表闭合缝合线的选择

头皮，躯干（胸部，背部，腹部），四肢	不吸收缝合线：4-0 或 5-0 线
脸，眉毛，鼻，嘴唇	不吸收缝合线：6-0 线
耳，眼睑	不吸收缝合线：6-0 线
手	不吸收缝合线：5-0 线
脚或脚掌	不吸收缝合线：3-0 或 4-0 线

引言

使用缝合材料的目的是保持伤口对合准确，直至自然愈合。缝合线的使用最早可以追溯到古代，当时用亚麻和羊毛线等材料缝合伤口。制造缝合线技术和缝合针技术的进步使研发更复杂缝合线成为现实，如在 20 世纪 30 年代发明的尼龙和聚酯纤维以及在 20 世纪 60 年代发明的合成聚合物纤维（如聚乙醇酸和聚乳酸）。这些替代品在很大程度上影响了发达国家的种植业。

理想缝合材料的特性

- 良好的操作特性。
- 没有组织反应。
- 足够的抗张力强度。
- 便于灭菌。
- 不含电解质。
- 不易致敏。
- 廉价。

缝合材料的类型

缝合材料大致可分为可吸收或不可吸收两大类。子范畴可进一步分为编织（复丝）或非编织（单丝）（图 19-1～图 19-3）。

不可吸收缝合线

拆线前，不可吸收缝合线在伤口处需保持固定。因为身体不能溶解这一类缝合线，它们的组织反应较小，只要及时拆除，瘢痕较小。身体的各个部位愈合速度不同。通常情况下，脸部 5 天可拆线，头皮 7~10 天，四肢 10~14 天，关节 14 天，躯干 10~14 天。

可吸收缝合线

可吸收缝合线可被身体溶解，因此不需要拆线。然而，可吸收缝合线用于皮肤缝合时往往留下更为明显的瘢痕。一般来说，可吸收缝合线主要用于皮肤的皮下层，在那里它们很隐蔽。临床上有时很难让患者回医院拆线，如果有这种顾虑，可使用可吸收缝合线闭合皮肤。患者应该被事先告知，可吸收缝合线可能会比不可吸收缝合线拆线后产生更明显的瘢痕。由于儿童拆线常常很困难，缝合伤口时可使用可吸收材料。

可吸收缝合线的吸收速率存在很大的不同，这很大程度上取决于打结的纤维断裂强度。可将此转化为特定的天数和剩余强度的近似百分比。例如，对于聚糖乳酸 910 (Vicryl Rapide)，它可能只要 5 天 / 50%。

编织缝合线

编织缝合线由几缕纤细的缝合线绞合在一起组成。编织线比非编织线更易打结。然而，编织缝合线在缝合材料间存有小间隙，给予细菌潜伏的居所。

非编织缝合线

非编织缝合线是单丝，为单股线。它们不是由编织缝合线中单股线组成的。对于大多数皮肤闭合，特别是可能有感染风险的伤口，建议使用非编织缝合线。

缝合线的型号

缝合线型号按美国专利制度 (USP) 刻度大小（图 19-4）。数字越大，缝合线的尺寸越小。3-0 和 6-0 线是最常用的。脸部最好用小号缝合线，比如 5-0 或 6-0 线。较小的缝合线与较少的瘢痕有关。在那些皮肤表面不那么重要的部位，最好用 3-0 或 4-0 缝合线，因为较粗的缝合线更坚固。除了表面缝合，较厚的组织（如躯干）通常也需要皮下缝合。

拓展阅读

Jain SK, Stoker DL, Tanwar R. *Basic Surgical Skills and Techniques*. Jaypee Brothers, Medical Publishers Pvt Limited; 2013.

Practical Plastic Surgery for Nonsurgeons. Chapter 1: Suturing The Basics. http://practicalplasticsurgery. org/docs/Practical_01.pdf (accessed 24 June 2016).

Venkataram M. *Textbook on Cutaneous and Aesthetic Surgery*. Jaypee Brothers, Medical Publishers Pvt Limited; 2012.

缝合针
Needles

20

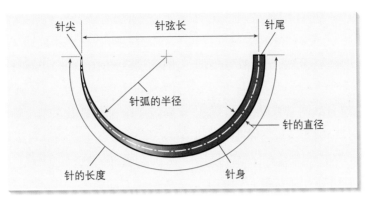

图 20-1　外科手术针的结构分析

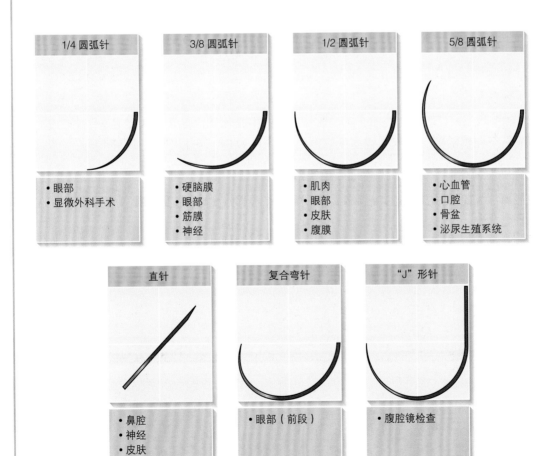

图 20-2　针的形状

| 1/4 圆弧针 | 3/8 圆弧针 | 1/2 圆弧针 | 5/8 圆弧针 |

- 眼部
- 显微外科手术

- 硬脑膜
- 眼部
- 筋膜
- 神经

- 肌肉
- 眼部
- 皮肤
- 腹膜

- 心血管
- 口腔
- 骨盆
- 泌尿生殖系统

| 直针 | 复合弯针 | "J" 形针 |

- 鼻腔
- 神经
- 皮肤
- 肌腱

- 眼部（前段）

- 腹腔镜检查

了解外科手术针

图 20-1 显示了外科手术针的结构。

• 针尖：针的穿透力取决于针尖。每种特定的针尖都按照需要缝合的组织类型可被顺利穿透所需的锐度而被设计和生产。

• 针弦长：从一根弯针的针尖到针尾的直线距离。长度可以从 2 mm 到 2 英寸（1 英寸 =25.4 mm）。针弦长是确定针咬宽度的决定性因素。

• 针尾：这是缝合线附着在针上的区域。针尾的体积大小与针和缝合线厚度的关系特别重要。它也是针的最薄弱点。控制针尾体积大小的目标是实现缝合针与缝合线的 1:1 比例。1:1 针线比减少了针头或缝合线可能造成的额外创伤。

• 针的直径：即制针钢丝的体积或厚度。针的直径从 30 μm 到超过 1 mm 不等。除了竹片状或切割设计的情况，针的直径一般都等于针道大小。

• 针弧的半径：如果针的曲率继续延伸，将形成一个完整的圆，曲率半径是从圆的中心到针身的距离。可以把针看作是圆的一部分。

缝合针的选择

选择针的 2 个因素是尺寸大小及什么时候选择切割针或者锥形针。一般情况下，锥形针用于体内缝合，例如在肠道、筋膜或肌肉上，这样组织更容易被刺穿。切割针用于皮肤和非常坚韧的组织，如骨和肌腱。

针具有各种形状以适应特定组织中所需的深度（图 20-2）。针形的选择取决于缝合区域的大小和深度。1/4 圆弧针的使用往往局限于眼科和显微手术。临床上常用的弯针是 3/8 圆弧针。这些针可以很容易地在相对大的和表面的伤口上操纵，如缝合皮肤。如果是较大的弧形操作，使用 3/8 圆弧针可能会很困难，而且可能无法在深腔中使用，比如骨盆或其他较小且难以进入的位置。换成一根 1/2 圆弧针在这些位置则相对容易使用，虽然它需要比 3/8 圆弧针更多的手腕旋转。1/2 圆弧针的尖端会被组织深部遮盖，例如在盆腔内。当这种情况发生时，外科医师可能很难找到点来重新定位针头并将针拉过组织。这时，可以使用 5/8 圆弧针，"J"形针可能也可以。直针一般用于皮肤，复合弯针用于眼科。

21 高频电刀
Diathermy

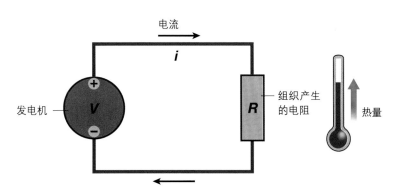

图 21-1　电路：发电机产生的电流通过电阻推动加热

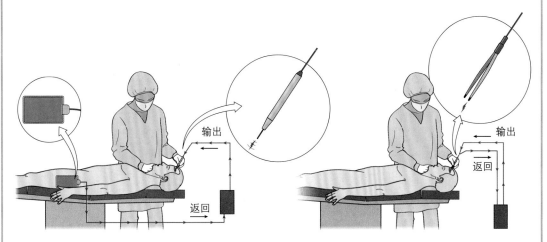

图 21-2　单极和双极高频电刀

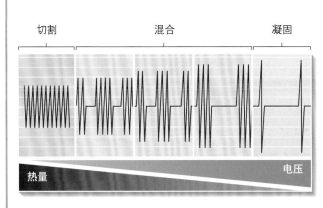

图 21-3　电流类型和影响

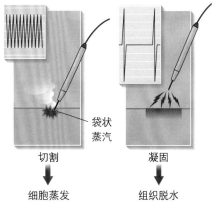

图 21-4　切割和凝固

引言

高频电刀是使用高频电流的特定波形来凝固和切割组织的一种手术器械。如今，高频电刀（亦称"Bovie 刀"，William Bovie 研发了世界上第一把电刀）已成为所有类型手术中的基本工具。外科医师应熟悉电外科学原理和潜在并发症。

定义

• 高频电刀：电产生热量（来自希腊语"加热"）。

• 灼烧：由于医疗原因而用来摧毁组织的装置或方法。

• 电灼术：能够使用高频电刀破坏组织的技术。

• 电外科：是将电流应用于组织的切割、凝固或干燥的技术。

电外科的原理

电外科发生器是一种装置，它将电子（I）通过电阻（R）产生一股力，原理依照欧姆定律 $I=V/R$，V 是发电机产生的电位差（V），生物组织提供阻力（R）（图 21-1）。根据 Joule 第一定律 $Q=I^2 \times R=V^2/R$，热量（Q）是由电流流经电阻产生的。电外科使用的是频率在 200 kHz 至 3 MHz（100 kHz 以下的电流刺激神经和肌肉）的交流电，以降低神经肌肉刺激和避免触电。现代发电机能够产生各种波形和频率，从而对组织产生各种影响。

高频电刀的类型

• 单极：电流通过 2 个远程电极以及患者身体构成了电路的主要元件（图 21-2）。作用电极对应于外科医师手中电刀的尖端。返回电极是连接在患者皮肤某处的一个大的电板。电流密度增加在较小的电极尖端，导致加热效果的增强，并随着距离的增加迅速消散。有源电极可用于各种末端。

　○ 优势：快速有效的凝固 / 切割效果。

• 双极：能量输出和返回都是在手术部位完成的。电流通路限于 2 根电极之间组织。

　○ 优势：①电流只通过所接触的组织之间传递。②减弱周围组织的加热效果。③更精确。

对组织的影响

• 切割：一个恒定的交流电电流波形（电压：500~1 000 V）可用来产生一个非常快速的加热效果（>400 ℃），导致细胞汽化。电极顶端产生的袋状蒸汽通过组织产生精确的切口（图 21-3）。

• 凝固：间断脉冲电流（电压高达 6 000 V，50~100 Hz）使组织脱水。由于加热时间较慢，袋状蒸汽不会产生。由于传递更少的功率，故只破坏与尖端接触的细胞。因此，小血管被密封从而达到止血效果（图 21-4）。

• 混合电流：脉冲和连续波形的混合（电流适用于长达 50% 的时间和高达 2 000 V 的电压），同时具有切割和凝固效果。

• 电灼术：主动电极与组织之间需保持一定的距离。高电压是通过空气阻力来驱动电流的。发电机产生电弧。被电灼的组织阻力增加，电流转移到邻近阻力小的区域。

高频电刀操作

术前注意事项

• 脱去穿戴的金属物和珠宝。

• 决定使用单极或者多极高频电刀。

• 检查返回电极（板）是否固定在清洁和剃毛的皮肤上，并尽可能靠近伤口。

• 避免将返回电极放置于骨的突起部分、金属植入物、瘢痕组织或心电图电极上。

• 检查高频电刀设备是否按生产厂家的

推荐设置进行安装。

围手术期注意事项

• 最初的皮肤切口可以使用手术刀，然后深部组织可转为使用高频电刀。另外，有一些医师喜欢在切开皮肤时直接使用高频电刀。经过系统的回顾，这 2 种方法在伤口并发症发生率方面没有差别。

• 电刀的尖端应该稍微远离组织以便切割。

• 当电极与组织直接接触时就会发生干燥脱水。

• 发电机启动时间越长，产生的热量越多，并扩散到邻近的组织中。为了避免热损伤，外科医师应动作迅速并且快速移动电刀。

• 焦痂的形成导致阻力增加。保持电极清洁可提高其性能。

• 在一名患者手术过程中同时使用 2 件电外科设备是被禁止的。

• 避免回流板在使用后重新放置。绝对不能切割或减小回流板的尺寸。

风险和并发症

高频电刀可能导致的意外烧伤由以下原因引起：

• 工作中的电极不慎接触到组织。

• 直接耦合：与有源电极和组织接触的金属仪器。

• 电容耦合。

• 电缆和电极的绝缘失效。

• 皮肤与返回电极接触不良。

• 酒精皮肤制剂的氧化燃烧。

• 长期使用后的电极温度。

避免在植入起搏器情况下使用单极电凝。

也要避免单极电凝用于手指、脚趾和阴茎。

敷料
Dressings

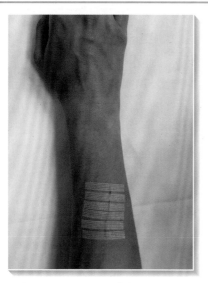

直接应用于伤口。这种敷料垂直于伤口走向，将皮肤两侧边缘拉在一起。一些外科医师选择用微孔敷料平行于伤口走向，如 Steri–strips®。

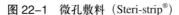

图 22-1　微孔敷料（Steri-strip®）

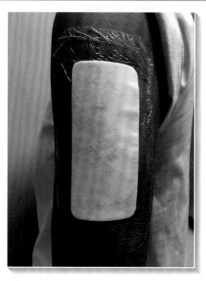

防水敷料（如 Opsite®，Tegaderm®）或自黏透气吸收性敷料（如 Mepore®）。

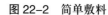

图 22-2　简单敷料

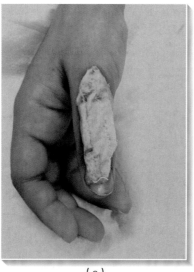

（a）

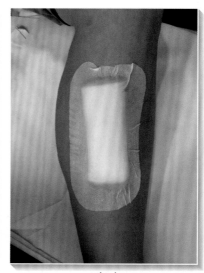

（b）

- 海藻酸盐敷料（例如 Kaltostat®）：海藻衍生产品，用于治疗中度到重度渗出。它们吸收渗出物，形成凝胶状敷料。可以一大张或者丝带状使用。
- 亲水性纤维敷料（如 Aquacel®）：严重渗出时使用。
- 水胶体敷料（如 DuoDERM®，Granuflex®）：用于有中度渗出物的伤口，类似于海藻酸盐敷料。
- 亲水性纤维含银敷料可用于已感染的伤口，如 Aquacel®Ag。

图 22-3　吸收性敷料

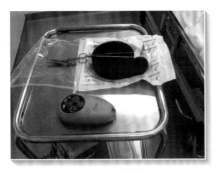

（a）真空辅助闭合敷料（VAC）。

真空辅助闭合敷料（VAC 敷料）使用泡沫、水胶体敷料与伤口负压治疗的技术。
- 泡沫：保持潮湿的环境，吸收渗出物。泡沫被放置在伤口处。
- 水胶体敷料：这些可以用来提供皮肤屏障，周围用 VAC 敷料保护皮肤。
- VAC 敷料可能包括或可能不包括连续伤口冲洗剂。

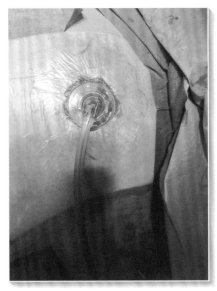

（b）VAC 敷料使用中。

图 22-4　真空敷料

敷料的选择

敷料该何时更换

- 如果敷料没有血液、脓液或渗出液渗入，48~72 小时后更换敷料。
- 对于一个简单的伤口，敷料可以由患者或家庭成员更换。
- 对于一个复杂的伤口（如二次污染、严重的渗出、裂开风险较大），最好在换药门诊或社区公共卫生护士处更换。
- 压力敷料，24~48 小时后取出。

患者何时可以淋浴

- 关于术后何时可以淋浴是有争议的。如手术部位有防水敷料，患者可以在手术当天淋浴。
- 去除敷料 48~72 小时后，如果伤口完全干燥，患者可以淋浴。
- 指导患者不要自行移除微孔敷料（如

Steri-strip®）（图 22-1），它们会自行脱落（通常在 7~10 天之后）。

单就伤口愈合的主旨来说，通常一个简单的敷料就足够了（图 22-2）。

如果有血液渗出，加压敷料可以帮助止血。一般来说，这些只适用于有轻微渗出物的情况。如果加压敷料后仍有血液渗出，考虑是否需要进入手术室疏散血肿和止血。为避免拉扯和损坏皮肤，当在肢端使用环形加压敷料包扎时，确保不会导致远端缺血。

对于 II 类切口或感染腔伤口，可能需要用吸收性敷料处理伤口渗出物（图 22-3）。

在伤口渗出物较多的情况下，VAC 敷料可以帮助愈合（图 22-4）。确保患者知道他何时需更换敷料，并能把要求清楚地传达给进行更换的人。

大多数医院设有一名伤口护理护士，她（他）能为疑难伤口和敷料提供建议。

23 止血
Haemostasis

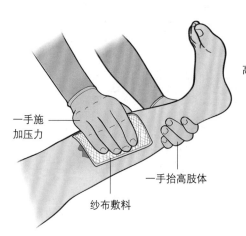

一手施加压力

纱布敷料

一手抬高肢体

图 23-1　施加压力和抬高肢体

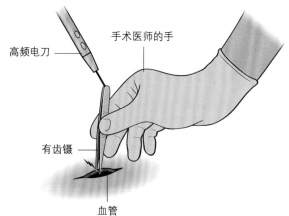

高频电刀

手术医师的手

有齿镊

血管

图 23-2　用电灼术止血

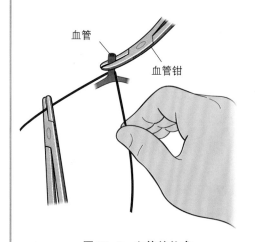

血管

血管钳

图 23-3　血管结扎术

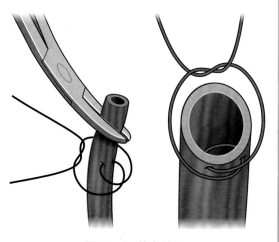

图 23-4　缝合结扎

施压和抬高肢体

最简单的止血方式是给予压力和尽可能抬高患处（图 23-1）。压力可以是直接给予的（例如，如果你在手术时看到一根出血小动脉后直接用镊子施加压力），或间接给予的（例如，你用纱布敷伤口减少出血）。压力可以手动给予，也可以使用加压敷料。在一般情况下，如果施加压力给伤口止血，用力需稳固，时间至少 2 分钟。

加压包扎对于少量出血有帮助，但是不适用于显著出血。加压包扎不应作为初级止血的首选。加压包扎在第 22 个专题中有更详细的介绍。

对于四肢的创伤，抬高患肢也可以减少失血。

如果在适当的区域（非末端动脉）进行手术，用肾上腺素局部麻醉可以减少出血，例如，从头皮上去除皮脂腺囊肿。记住，注射肾上腺素禁用于末端动脉区域，如大拇趾。有关"止血带的使用"超出了本书的范围，除了对"嵌甲"专题的描述。重要的是，应将止血带总使用时间控制在最低限度。

高频电刀的止血用法

电灼术可止血（图 23-2）。一般由手术医师以有齿镊夹住出血点，要求助手来止血——助手持高频电刀触碰有齿镊末端并按下蓝色按钮，"BUZZ"一下就可使血管凝固。

结扎或缝合结扎术

结扎止血的使用可以追溯到古代。在有些情况下结扎（图 23-3）或缝合结扎（图 23-4）比电灼术更合适：

- 当高频电刀控制出血失败的时候。
- 当出血点与重要结构接近时，一定不能使用高频电刀。
- 大血管或者重要血管出血时。

一般来说，缝合结扎用于大或重要的血管，或单纯结扎失败（单纯结扎是主要的小血管结扎方法）。

结扎

- 结扎血管，用血管钳或蚊式止血钳抓住血管。
- 使用编织可吸收结扎线（小手术用 3-0 线），打结前确保它充分围绕血管。
- 动作温柔，避免剥离血管和避免过度剪切。
- 把结扎线环绕绑在血管上，用示指或中指引导绳结沿着血管上方向下。
- 让你的助手在收紧第 1 个结的时候移除血管钳。
- 结扎血管打结请打 3 个结。

缝合结扎

- 缝合结扎血管，用血管钳或蚊式止血钳抓住血管。
- 使用编织可吸收结扎线（小手术用 3-0 线）。
- 以 8 字形围绕血管并打结。
- 动作温柔，避免剥离血管和避免过度剪切。
- 把结扎线环绕绑在血管上，用示指或中指引导绳结沿着血管上方向下。
- 让你的助手在收紧第 1 个结的时候移除血管钳。
- 缝合结扎血管打结请打 3 个结。

无法止血时该做什么

如果无法止血，确保将患者作为一个整体来思考原因，以复苏的原则提供医疗措施而不是局限于伤口。

- 加压。

• 如果有麻醉师，告诉他发生了什么，解释情况的紧迫性。

• 寻求帮助：

  ○ 如果没有麻醉师，考虑你是否需要一名，如果需要，尽早呼叫。

  ○ 如果你无法完成止血，寻求上级医师帮助。

  ○ 找助手——没有好的助手将很难解决问题。良好的视野和照明是必不可少的。

  ○ 如果你在社区，考虑是否有转移到上级医院的指征。

• 血液制品：对患者交叉配血，如果出血严重，告知血液实验室。

• 纠正凝血异常，确保患者体温正常。

• 照明和视野最优化。

• 当你看到一个出血点时，先锁定其位置，然后再考虑结扎、缝合结扎或简单烧灼。

• 当你无法看到出血点时，考虑延长切口，可获得良好的视野。

• 如果你无法控制出血，请对出血处施加稳固的压力，直到援助到来。

24 肥厚性瘢痕与瘢痕疙瘩的形成
Hypertrophic and keloid scarring

肥厚性瘢痕
通常产生于迅猛发生的创伤后
大创伤后可发生（如手术、烧伤、创伤后）
增高的、增厚的外观。常发红、瘙痒或疼痛
皮肤创伤后通常发展迅速
自然、逐步改善（可能需要 2~5 年）
治疗后常消退
主要在关节或拉伸区域的伸肌表面

瘢痕疙瘩
侵入周围临床正常皮肤
可能发生在重大创伤，也可能发生在微不足道的伤害（如注射）
可能有瘙痒和疼痛
缓慢发展，但持续数月至数年
无法自然分解
倾向于在治疗期间或之后复发
大多发生在胸骨、肩、耳垂和面颊

图 24-1　肥厚性瘢痕与瘢痕疙瘩的特征

引言

肥厚性瘢痕和瘢痕疙瘩是创伤愈合的特殊类型。

它们在医学上是良性的，但在心理上和社会上都会对患者造成困扰。肥厚性瘢痕和瘢痕疙瘩可能会出现在任何真皮深层损伤的情况，包括割伤、擦伤、烧伤、手术。发病率差别很大，烧伤后发病率高达91%。

临床定义：

• 肥厚性瘢痕通常位于原伤口的范围内。

• 瘢痕疙瘩延伸超过原来瘢痕的边界，侵入正常的周围组织。它们不会自发消退，而且切除后会复发。

区分肥厚性瘢痕和瘢痕疙瘩

瘢痕疙瘩更频繁地发生在深色皮肤人群，非裔美国人特别易发。男性和女性发病率相近。瘢痕疙瘩最常发生在10~30岁，极端年龄发生率低。图24-1比较了肥厚性瘢痕和瘢痕疙瘩的主要特征。然而重要的是，要注意这2种情况之间可能有一些重叠。

所有将实施小手术的患者应被告知瘢痕的相关信息及瘢痕疙瘩很难通过美容来改善的事实。瘢痕疙瘩的治疗措施，包括病灶内注射类固醇（如曲安奈德），以及局部硅胶敷料治疗和修正。如果有疑问，向整形外科医师咨询建议或意见。

拓展阅读

Bock O, Schmid-Ott G, Malewski P, Mrowietz U. Quality of life of patients with keloid and hypertrophic scarring. *Archives of Dermatological Research* 2006; 297: 433–438.

Edriss AS, Mestak J. Management of keloid and hypertrophic scars. *Annals of Burns and Fire Disasters* 2005; 18: 202–210.

Leventhal D, Furr M, Reiter D. Treatment of keloids and hypertrophic scars: a meta-analysis and review of the literature. *Archives of Facial Plastic Surgery: Official Publication for the American Academy of Facial Plastic and Reconstructive Surgery, Inc and the International Federation of Facial Plastic Surgery Societies* 2006; 8: 362–368.

外科小手术的实践

Practice of minor surgery

25 活检技术
Biopsy techniques

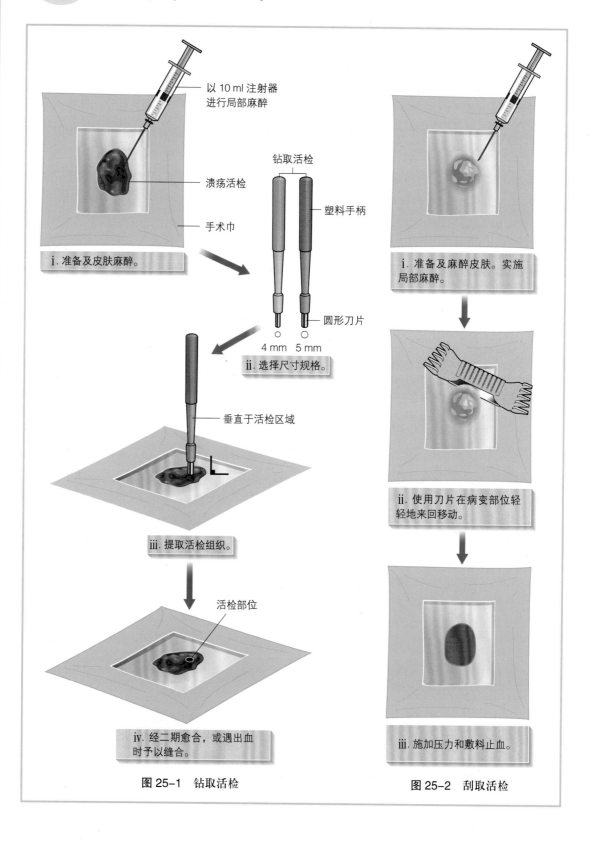

以 10 ml 注射器
进行局部麻醉

钻取活检

溃疡活检

塑料手柄

手术巾

圆形刀片

○ ○
4 mm 5 mm

i. 准备及皮肤麻醉。

ii. 选择尺寸规格。

i. 准备及麻醉皮肤。实施
局部麻醉。

垂直于活检区域

ii. 使用刀片在病变部位轻
轻地来回移动。

iii. 提取活检组织。

活检部位

iv. 经二期愈合，或遇出血
时予以缝合。

iii. 施加压力和敷料止血。

图 25-1 钻取活检

图 25-2 刮取活检

引言

活检是为了组织取样以获得诊断或指导进一步的处理方案。

• 活检：以保存组织结构的方式获得组织学标本。

• 细针穿刺细胞学检查：穿刺细胞。有关"细针穿刺"超出了本书的范围。

活检技术
活检的类型

存在许多不同类型的活检，这取决于患者病情和你希望从活检中获得什么信息。

• 切除活检：将目标区域全切除。

• 切开活检：

  ◦ 钻取活检：使用圆形或椭圆形的刀片获得一圆柱形组织。

  ◦ 刮取活检：提取表面组织薄片层（如脂溢性角化病）。

  ◦ 核心活检：用空芯针获取纤细的组织核心，常用于乳腺癌的诊断等。对"核心活检"的深入讨论超出了本书的范围。

  ◦ 楔形活检：用手术刀切除一块组织，足以提供诊断。

如何选择切除活检和切开活检

• 切除活检：如为有特征表现的癌，在可能的情况下应切除病变（见第 27 个专题）。

• 切开活检：这在许多情况下是有用的。

  ◦ 较大的病变常会由于外观的因素被去除，也会在恶性病变的情况下被去除。

  ◦ 诊断一种皮肤病（如化脓性汗腺炎）。

  ◦ 重复活检是一种有效的治疗策略（如刮片活检）。

  ◦ 怀疑恶性程度低仅需要随访时，切除不是一个明智的选择（如慢性腿部溃疡）。

需注意的解剖区域

活检时要意识到触及皮下结构的风险，例如颞动脉、面神经和腓神经。颈部的后三角如果解剖过深，会有损伤副神经的危险（详情请见第 29 个专题）。

钻取活检

钻取活检是一种易于操作的技术，可在小手术室或诊所进行（图 25-1）。钻取活检通常属于切开活检技术。使用一把圆形的刀片紧紧地压在组织中以获得一个圆柱形的样本，通常用于皮肤活检。优点是可以获得表皮和真皮下完整的结构。

钻取活检技术

• 使用无菌技术进行皮肤准备。

• 使用橙色（25 G）或蓝色（23 G）针局部麻醉。

• 选择刀片大小——钻取活检针有各种不同的大小（如 3 mm，4 mm 和 5 mm）。大小指的是活检组织的圆周周长。一般来说，活检范围越大，诊断效果越好。然而，在涉及美观的区域，尽可能选择较小的活检范围。

• 将圆形刀片按压在所需活检的皮肤区域，保持皮肤紧绷。当选择的目标区域有易碎的病变需要进行活检时，请选择病变边缘，以便可以用正常皮肤封闭它。

• 轻轻但稳定地扭转刀片，以获得活检组织。

• 如果组织活检收回圆形刀片时活检标本没有与原组织脱离，可能需要用镊子抓握组织，用手术刀进行分离。

• 一般来说，钻取活检后需要适当的缝合线缝合创口（例如 5-0 可吸收或不可吸收缝合线）。

• 送检至实验室——通常保存在福尔马

林中，并确保标签信息正确、完整。

• 如果活检样本仍留在钻取活检针内，请用细镊子或针取出。

刮取活检

刮取活检也适用于刮取组织切片的表面(图25-2)，适用于隆起性病变。这种技术不取样深层组织，不适合可疑病变。它是用于脂溢性角化病的理想方法。

刮取活检技术

• 使用无菌技术进行皮肤准备。

• 实施局部麻醉。

• 用手术刀或特殊设计的刮取刀片把病损表面的浅层皮肤去掉。

• 送组织学检查。

• 施加压力以止血。通常不需要缝合。

什么时候"不能"活检

在活检前应特别注意几点。

软组织肉瘤需以清晰的边缘切除来获得组织切片。因此，如果怀疑为软组织肉瘤，应先进行影像学检查，并在与肉瘤中心/外科医师联系后再行活检。如果怀疑为黑色素瘤，一般可以切除活检（不钻取），除非非常大。而恶性雀斑样痣可在某些情况下钻取活检。如果有疑问，请向有经验的专家咨询或寻求帮助。

26 皮肤良性病变与癌前病变
Benign and premalignant skin lesions

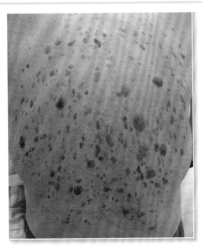

图 26-1　脂溢性角化病
来源：James Heilman, MD (own work) [GFDL by CC BY-SA 4.0] via Wikimedia Commons

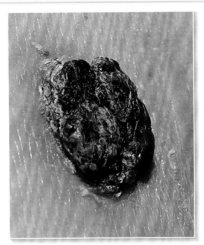

图 26-2　皮角
来源：Lmbuga (own work) via Wikimedia Commons

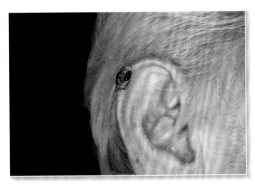

图 26-3　皮角
来源：Klaus D. Peter, Gummersbach, Germany (own work) [GFDL by CC-BY-3.0-DE] via Wikimedia Commons

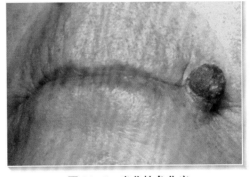

图 26-4　光化性角化病
来源：Eray Copcu, Nazan Sivrioglu and Nil Culhaci via Wikimedia Commons

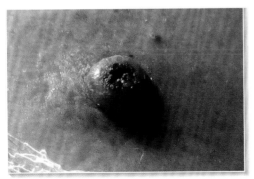

图 26-5　角化棘皮瘤
来源：Jmarchn (own work) [GFDL by CC-BY-SA-3.0] via Wikimedia Commons

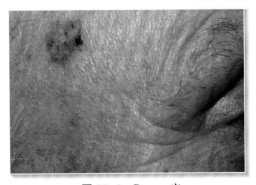

图 26-6　Bowen 病
来源：Klaus D. Peter, Gummersbach, Germany (own work) [GFDL by CC-BY-3.0-DE] via Wikimedia Commons

引言

外科小手术常见一些皮肤状况，本专题旨在提供外科小手术操作中常见皮肤状况的简单印象，而不是详尽的描述。详情请参阅皮肤病教科书。熟练操作皮肤镜进行检查是相当有用的，但许多疾病仍需要活检来确诊。

良性色素性病变

切除良性色素性病变主要是为了排除黑色素瘤。有许多良性色素性病变，包括痣和雀斑。

痣

- 先天性痣。
- 交界痣。
- 复合痣。
- 皮内痣。
- Spitz 痣。
- 非典型痣。

雀斑

- 日光性黑子。

如果雀斑或痣有任何可疑的特征（参见第 27 个专题），应尽可能切除并活检。

脂溢性角化病

脂溢性角化病是一种良性的皮肤疾病，其特征是凸起的、鳞片状的棕色斑块，如同黏稠的蜡质一般（图 26-1）。这不属于癌前病变。切除或活检是为了排除有害的病变可能，为了美观需求，或者为了消除衣服擦碰病灶引起的刺激不适感。冷冻、电刀切除或手术切除有时也可用，但刮除术是活检和切除的理想方法（图 25-2）。

化脓性肉芽肿

这是一种小叶毛细血管瘤。它们很容易出血并让人感到疼痛。通常发生在妊娠期，产后消退。在非妊娠患者中，使用高频电刀切除是常见手段。注意，这是一个误称，因为它既不化脓，也没有肉芽肿。

皮赘

皮赘或软垂疣是一种没有恶变倾向的皮肤良性突起。切除是为了美观需求或消除衣物擦碰引起的疼痛感。总的来说，在局部麻醉情况下用手术刀或高频电刀能比较简单地通过切除基底部来去除皮赘。根据基底面大小来确认是否需要缝合切口。

皮角

皮角是上皮细胞角质化形成的皮角（图 26-2 和图 26-3）。虽然它本身是良性的，但多达 20% 的皮角基底部转变为恶性肿瘤或癌前状态，即上皮癌或光线性角化病（图 26-4）。因此，治疗方案应该包括切除基底部而不是仅切除角化部分。老年人群常见。

角化棘皮瘤

这是一种快速生长的皮肤病变，许多人认为它是鳞状细胞癌（SCC）的变体，尽管在远处转移程度上无相似性（图 26-5）。它起源于毛囊旁的皮脂腺。大多情况下会在数月内快速增长，随后自发消退。角化棘皮瘤最常发生在阳光暴露区域。刮片活检是不适用的，因为很难通过刮片活检来区分它与 SCC。因此，切除或钻取活检是更好的选择。治疗的主要方法是切除。Moh 显微外科手术、放射治疗或局部治疗是侵袭性皮肤肿瘤的治疗策略，已超出了本书范围。

光线性角化病

这是一种皮肤癌前状态（图 26-4），可发展为鳞状细胞癌。在使用免疫抑制剂的患者中更常见。有鳞状外观，出现在阳光照射的区域。临床上诊断可能需要活检确认。治疗通常采用局部 5- 氟尿嘧啶，并监测 SCC 有无异常发展。其他治疗包括外用非甾体抗炎药、冷冻治疗、光动力学疗法、激光和高频电刀。

Bowen 病

这是一种没有破坏真皮－表皮交界处的鳞状细胞原位癌（图 26-6）。它与暴晒、放射性和人乳头瘤病毒（HPV）有关。Bowen 病的常见部位是脸、头、颈、腿和生殖器。常发生于老年患者。Bowen 病常表现为鳞状斑，并可模仿其他良性皮损。Bowen 病发展到鳞状细胞癌更常见于阴茎或外阴，有 10% 的概率，其他部位有 3%~5% 的概率。如果不能确诊，可以进行钻取活检来明确。治疗

方法包括切除、光动力学疗法、刮除术、冷冻、5- 氟尿嘧啶和咪喹莫特局部使用。详情见皮肤科指南。

皮肤病

诸如银屑病、湿疹等皮肤状况可能需要钻取或刮片活检来确诊。同样的皮损病变可能是不同的皮肤病，因此必要时需转诊皮肤科。对于类固醇激素药物使用不敏感可被认为是癌前病变，应考虑活检。对于皮肤病的深入讨论超出了本书的范围。

拓展阅读

Morton CA, Birnie AJ, Eedy DJ. British Association of Dermatologists' guidelines for the management of squamous cell carcinoma in situ (Bowen's disease). *British Journal of Dermatology* 2014; 170(2): 245–260.

黑色素瘤
Melanoma

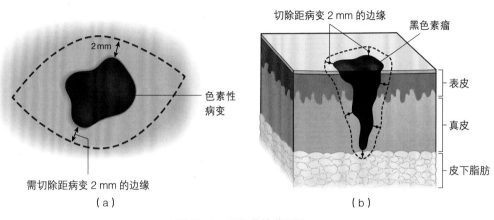

图 27-1 活检的边缘切除

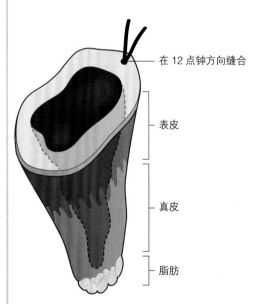

图 27-2 定位缝合

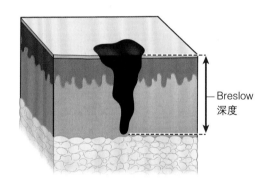

图 27-3 Breslow 深度

表 27-1 建议切除的切缘尺寸

Breslow 厚度	全切除
原位	5 mm
<1 mm	1 cm
1.01~2.01 mm	1~2 cm
2.1~4.0 mm	2~3 cm
>4 mm	3 cm

诊断色素性病变特别困难。虽然其中大部分是良性的痣（痣＝黑色素细胞增加，集中在皮肤某块区域引起的色素沉着），仍必须与恶性黑色素瘤相鉴别。作为临床医师，我们必须决定色素性病变是否需要切除。而有下列特征应怀疑为恶性黑色素瘤：

- 不对称。
- 不规则边界。
- 颜色的变化／色彩的多样性。
- 直径增加。
- 隆起／溃疡／出血。

如果发现可疑病变，应进行全身皮肤检查，并记录其他色素性病变的部位和大小。

恶性黑色素瘤

恶性黑色素瘤是由黑色素细胞恶变引起的皮肤癌。它是最致命的皮肤癌。皮肤恶性黑色素瘤有不同的形式：

- 浅表扩散性黑色素瘤。
- 结节性恶性黑色素瘤。
- 无色素性黑色素瘤。
- 肢端雀斑样痣黑色素瘤。
- 恶性雀斑样痣黑色素瘤。

病变活检和边缘切除

全层皮肤活检范围包括所有肿瘤组织与肿瘤四周 2 mm 边缘的正常皮肤。对于临床可疑的色素性病变，应切除皮下脂肪层。这样可提供肿瘤病理分期。对于面部或肢端的恶性雀斑样痣黑色素瘤，切除／钻取活检是仅有的方法。甲下黑色素瘤活检前应先拔除指甲。不推荐无可疑特征情况下预防性切除色素性病变。

切除活检的手术过程

- 术前标记被切除的区域时，边缘应至少距离病变区域 2 mm（图 27-1a）。

- 无菌原则如前所述，应在进行任意切除活检时遵循。
- 局部麻醉药物应如先前描述的那样渗入皮内平面。
- 用手术刀片沿事先标记的椭圆轮廓线（和皮肤呈 90° 角）切割皮肤，时刻防止刀片倾斜，确保所有平面切除完全，距病变边缘至少 2 mm（图 27-1b）。
- 将标本放入福尔马林之前，在被切除的标本上放置一根固定缝合线以定位切除轴，以便将来可能进行更广泛的边缘切除时的定位（图 27-2）。
- 皮肤闭合应按照闭合技术标准，根据缺损大小和解剖位置选择缝合材料。

更广泛的边缘切除

表 27-1 显示了根据 Breslow 厚度推荐手术切除恶性黑色素瘤边缘尺寸（Breslow 厚度＝测量表皮上层及肿瘤细胞的渗透最深点之间的距离，单位是 mm，见图 27-3）。

转诊至皮肤癌专科／多学科小组

一般来说，所有黑色素瘤患者都应该被转介到一个专门的皮肤癌专科／多学科小组进行进一步的管理。

在下列情况下，这一点尤其重要：

- 所有需要前哨淋巴结活检的患者（Breslow 厚度 ≥ 1 mm）。
- 多发性或复发性黑色素瘤或转移性黑色素瘤或不确定恶变倾向的皮肤病变患者。
- 任何有资格获得临床试验的患者。
- 怀疑恶变的先天性巨痣患者。

分期

大于等于 1 mm 的黑色素瘤患者的前哨淋巴结活检是最重要的分期研究。如果前哨淋巴结阴性，就没有影像学检查的证据。如果胸部 CT、腹部 CT 和盆腔 CT 阴性，无论是否有脑部 CT 结果，都确定排除远处转移。进一步的检查应经专业皮肤癌团队决定（PET–CT、MRI、同位素骨扫描）。

拓展阅读

Marsden JR, Newton-Bishop JA, Burrows L, et al. Revised UK guidelines for the management of cutaneous melanoma 2010. *British Journal of Dermatology* 2010: 163; 38–256.

非黑色素瘤皮肤癌
Non-melanoma skin cancers

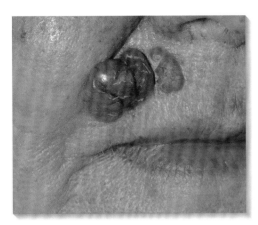

（a）结节性基底细胞癌。

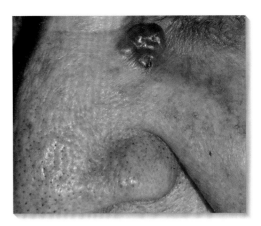

（b）色素性基底细胞癌。

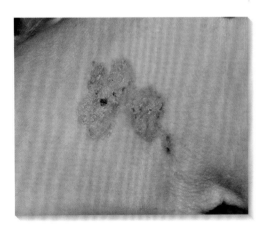

（c）浅表性基底细胞癌。

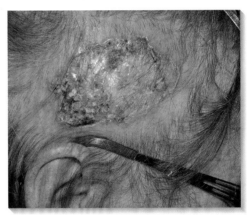

（d）硬化性基底细胞癌。

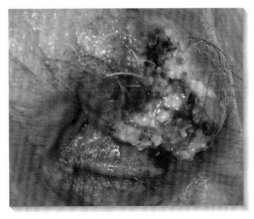

（e）进展性基底细胞癌。

图 28-1　基底细胞癌

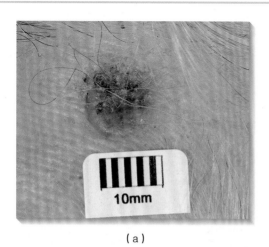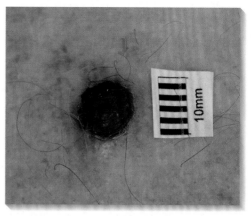

（a）　　　　　　　　　（b）

图 28-2　鳞状细胞癌

来源：Grifths, C, et al., eds. *Rook's Textbook of Dermatology, 4 Volume Set*. John Wiley & Sons, 2016.
引自 John Wiley & Sons Ltd.

引言

皮肤癌可分为黑色素瘤和非黑色素瘤。其中非黑色素瘤皮肤肿瘤（NMSC）占大多数。黑色素瘤相关讨论见第 27 个专题。

非黑色素瘤皮肤癌（NMSC）包括基底细胞癌（BCC）（图 28-1）和鳞状细胞癌（SCC）（图 28-2），前者是所有皮肤癌中最常见的。

NMSC 的发病率呈上升趋势，所以对于这些病变的诊断和及时处理是很重要的。

基底细胞癌（BCC）

基底细胞癌是局部侵袭性的恶性上皮肿瘤，常见于浅色皮肤人种。

最重要的病因是遗传倾向性和暴露于紫外线辐射。基底细胞癌的多发部位是在头部和颈部区域，但也可以在其他的阳光暴露部位（如躯干和下肢）。BCC 的典型特征包括：

- 珍珠白色或粉红色的隆起病变。
- 卷边。
- 周围皮肤毛细血管扩张。

肿瘤生长缓慢，转移极为罕见。然而，可以通过血管或神经途径发生局部组织浸润。外观看起来像啮齿动物咬痕或溃疡病变。

鳞状细胞癌（SCC）

鳞癌是第二常见的皮肤癌。鳞癌常以过度角化或溃疡病变的形式出现。常在阳光照射的区域出现。然而，SCC 的产生原因并不局限于紫外线照射，其他原因还包括：

- 辐射。
- 免疫系统受损。
- 移植患者。
- Bowen 病。
- Marjolin 溃疡。
- 类角化棘皮瘤样鳞状细胞癌。

与基底细胞癌不同，鳞状细胞癌可转移到淋巴结和内脏器官。

非黑色素瘤皮肤肿瘤的诊断

诊断需要高度的警惕性和丰富的临床经验。任何可疑的病变需要明确诊断的时候，不能单凭检查，而应该做活检。

识别和区分 NMSC 为高危和低危病变

是非常重要的。根据 NICE 指南，高危的 NMSC 应转介至专业中心，低危的 NMSC 可在社区医疗点处置。高风险的基底细胞癌和鳞状细胞癌的相关因素（按照 NICE 指南）如下述：

- 高风险的基底细胞癌：
  - 肿瘤大小 >2 cm。
  - 第一次闭合伤口无法完成。
  - 小结节型，多发型和浸润亚型（组织学）。
  - 免疫力受损的患者。
  - 发生在重要解剖位置。
  - 复发或不完全切除的基底细胞癌。
- 高风险的鳞状细胞癌：
  - 肿瘤大小 >2 cm。
  - 肿瘤部位多见于非阳光照射区（如会阴或足底），或伴有慢性炎症。
  - 组织学深度 ≥ 4 mm。
  - 皮肤棘层松解型、纺锤体型、促结缔组织增生型（组织学）。
  - 复发的鳞状细胞癌。

NMSC 的治疗

NMSC 需要清晰切除边缘以达到彻底治疗的目的。肿瘤的大小将决定切除边界的大小。推荐切除边缘距病灶外缘 4 mm。如果病变大小 >2 cm，尤其是由活检证实的鳞状细胞癌，那么可以扩大到 6 mm 以上。切除的大病灶应在 12 或 6 点位置和 3 或 9 点位置用缝合线缝合标记，以帮助病理标本定位。

如果手术伤口首次闭合，则可将切口边缘扩大成椭圆形。在用皮肤移植闭合伤口时，需保持切口边缘整齐、清晰，并将缺陷映射到供体部位以获得足够的覆盖。皮肤移植基于部位可分为中厚皮片或全厚皮片。对伤口闭合使用皮肤移植的选择需要在术前决定，以确保定位正确、麻醉方式适宜和皮肤供区遮盖完全。

其他治疗方法包括非手术方法，如刮除、冷冻、外用药物（如 5% 咪喹莫特和 5- 氟尿嘧啶）。需要定期门诊随访，以确保病变得到治疗。保守治疗失败需要早期手术治疗。

另一种手术方法是 Moh 显微外科手术，可以达到较高的治愈率、获得防止复发的长期效益和治疗多发性非黑色素瘤皮肤癌。这种手术方法是，在手术过程中每切除一层组织，即置于显微镜下检查肿瘤细胞。

拓展阅读

NICE 2010. Improving Outcomes for People with Skin Tumours including melanoma (update). https://www.nice.org.uk/guidance/csg8/resources/improving-outcomes-for-peoplewith-skin-tumours-including-melanoma-2010-partialupdate-773380189 (accessed 20 June 2016).

Motley RJ, Preston PW, Lawrence CM. Multi-professional guidelines for the management of the patient with primary cutaneous squamous cell carcinoma 2009. Update of the original guideline which appeared in *British Journal of Dermatology* 2002; 146: 18–25. http://www.bad.org.uk/library-media%5Cdocuments%5CSCC_2009. pdf(accessed 20 June 2016).

29 颈部肿块
Neck lumps

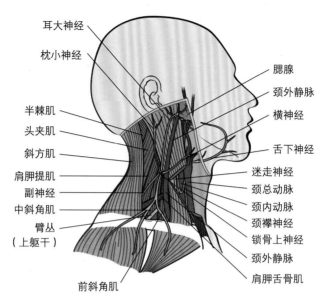

耳大神经
枕小神经
半棘肌
头夹肌
斜方肌
肩胛提肌
副神经
中斜角肌
臂丛
（上躯干）
前斜角肌

腮腺
颈外静脉
横神经
舌下神经
迷走神经
颈总动脉
颈内动脉
颈襻神经
锁骨上神经
颈外静脉
肩胛舌骨肌

（a）后三角中的主要结构。

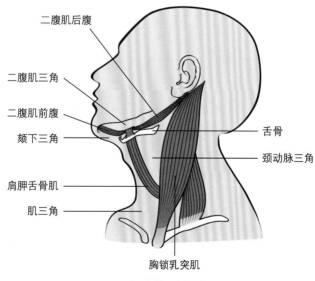

二腹肌后腹
二腹肌三角
二腹肌前腹
颏下三角
肩胛舌骨肌
肌三角
胸锁乳突肌

舌骨
颈动脉三角

（b）前三角部分。

图 29-1　颈部表面解剖

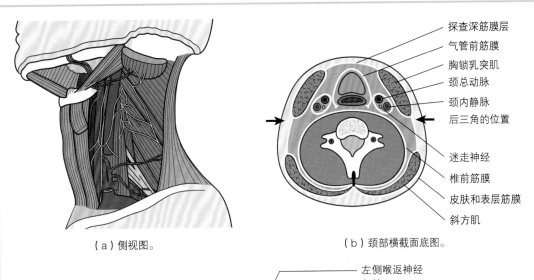

（a）侧视图。

（b）颈部横截面底图。

探查深筋膜层
气管前筋膜
胸锁乳突肌
颈总动脉
颈内静脉
后三角的位置
迷走神经
椎前筋膜
皮肤和表层筋膜
斜方肌

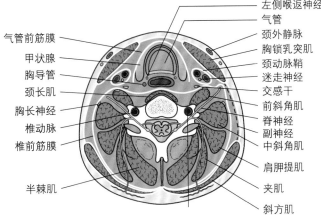

气管前筋膜
甲状腺
胸导管
颈长肌
胸长神经
椎动脉
椎前筋膜
半棘肌

左侧喉返神经
气管
颈外静脉
胸锁乳突肌
颈动脉鞘
迷走神经
交感干
前斜角肌
脊神经
副神经
中斜角肌
肩胛提肌
夹肌
斜方肌

（c）更详细的颈部横截面图。

图 29-2　颈部深层解剖

来源：Faiz O et al. Anatomy at a Glance, 3rd edn (2011).
引自 John Wiley&Sons Ltd.

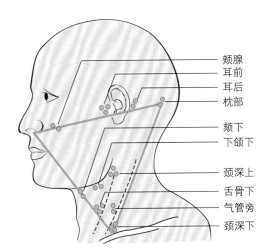

颊腺
耳前
耳后
枕部
颏下
下颌下
颈深上
舌骨下
气管旁
颈深下

图 29-3　颈部淋巴结

来源：Faiz O et al. Anatomy at a Glance, 3rd edn (2011).
引自 John Wiley & Sons Ltd.

引言

颈部肿块是各年龄层中常见的临床疾病。仔细的病史询问和检查对于缩小诊断范围是很有价值的。颈部肿块通常位于重要的解剖结构附近。因此，必须熟悉头部和颈部的解剖学。

解剖因素

颈部由胸锁乳突肌划分为前、后"三角"（图 29-1）。

前三角中的重要结构包括颈动脉鞘、甲状腺、面神经分支，而后三角解剖时副神经有受损的风险（图 29-1a 和图 29-1b）。更全面的解剖学知识超出了本书的范围。

鉴别诊断

前颈部中线肿胀

甲状腺病理学（吞咽运动）。
甲状舌管囊肿（舌突起的动作）。
皮样囊肿（罕见）（吞咽时中线不动）。

颈前三角肿胀

皮肤/皮下肿块。
淋巴结肿大。
腮腺病理状态。
下颌下腺病理状态。
鳃裂囊肿。
囊状水瘤（先天性）。
颈动脉体瘤（罕见）。

颈后三角肿块

淋巴结。
皮肤/皮下组织肿块。
咽囊。

淋巴结

淋巴结肿大在儿童中是很常见的，其中大多数仅是反应性肿大。持续 >6 周或临床有疑问提示应专家复诊。

反应性淋巴结病在成人中也很常见，如果有以下情况，应及时转诊到专科：持续时间 >6 周、临床有疑问、吸烟、饮酒或有令人担忧的特点（发音困难、吞咽困难或持续喉咙痛）。

诊断与检查

病史、头颈部检查和肿块特征将决定下一步的检查方案。

超声扫描是颈部肿块的首选检查。可在超声引导下细针穿刺（FNC）获得细胞学资料。

横截面成像（CT 或 MRI）可以在帮助确定颈部肿块及其与底层结构的关系中发挥作用。如果怀疑是恶性肿瘤（如淋巴瘤），CT 成像应扩大到胸部和腹部。

拓展阅读

Head and Neck Cancer: Multidisciplinary Management Guidelines. 4th Edition. 2011. British Association of Otorhinolaryngology.

30 皮脂腺囊肿
Sebaceous cysts

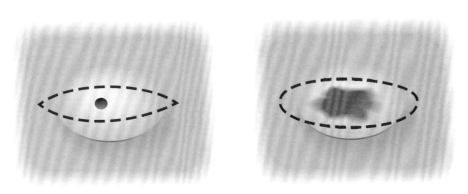

（a）中心点。 　　　　　　　（b）红肿炎性反应／瘢痕。

图 30-1 　皮脂腺囊肿切除术中的切口规划

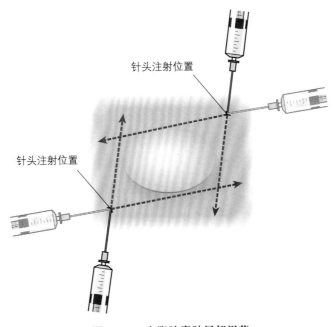

针头注射位置

针头注射位置

图 30-2 　皮脂腺囊肿局部用药

小贴士
- 如果可能的话，避免切除发炎的囊肿。可以先使用足够疗程的抗生素治疗，再选择晚一点的时期来切除。注意，如果出现脓肿，囊肿可能需要切开引流。
- 如果可能的话，加用肾上腺素局部麻醉，尤其是在头皮上，以减少出血。注：肾上腺素局部麻醉不宜用于四肢／末梢动脉区域。避免麻醉药物渗透进入囊肿，这样会增加破裂的危险。
- 尽可能使用锐剥离术将囊肿从周围的皮肤组织中剥离出来。为了理想的解剖平面，切开部位应接近囊壁。

引言

囊肿是上皮性的空腔，充满上皮分泌物或细胞变性产物。皮脂腺囊肿或表皮样囊肿，多发于 20~40 岁年龄群，在男性中更常见（男：女为 2:1）。这些囊肿是一种非癌性异常增生的细胞，由于创伤、发育缺陷或遗传等原因而在真皮中植入表皮元素，从而向皮肤深处迁移。囊肿的外层结构是由复层鳞状上皮组成，含有皮脂，排出时有恶臭气味。

皮脂腺囊肿以平滑的圆形肿块样最为常见，大小可变，常见于头皮、颈部、面部、胸部和上背部。通常是生长缓慢、无痛、皮肤下部分可移动的肿块。皮脂腺囊肿可在皮肤表面出现急性症状，如红斑、压痛和皮温升高。

切除的指征包括：

• 引起疼痛或影响美观的大囊肿。
• 炎症 / 感染常发。

知情同意

所有外科手术都有风险，因此必须在手术前签署知情同意书。去除皮脂腺囊肿的一般风险与去除所有小型皮肤病变相同：

• 出血。
• 感染。
• 血肿 / 血清肿。
• 瘢痕。
• 虽然目的是彻底切除囊肿，但必须强调的是，即使有精确的外科技术，皮脂腺囊肿也可能复发。

皮肤标记与切口规划

• 定位与范围：与患者确认皮脂腺囊肿部位，并在皮脂腺囊肿周围勾画圆周范围。
• 皮肤切口规划：使用标记笔将计划切除部位在皮肤上画一个椭圆以标识，确保椭圆范围包括任何可见囊肿部分。切口将由囊肿的大小来决定（图 30-1）。
• 定位：根据囊肿的位置（如头皮），备皮一个最小但足够探及囊肿的区域。患者体位应恰当、舒适且易于术者操作。

局部麻醉

需仔细清洁皮肤，注意不要去掉手术部位标记。用 1% 利多卡因混合肾上腺素的局部麻醉药物，在囊肿周围做一个钻石四角形麻醉渗透以获得区域阻滞效果（图 30-2）。

设备需求

• 足够的照明。
• 无菌手套。
• 皮肤准备。
• 无菌单，10 cm×10 cm 纱布垫，缝合材料，棉拭子和敷料。
• 标准的小手术无菌托盘包含：刀，带线缝合针，至少 2 个弯止血器，剪刀（缝合和解剖），镊子（有齿和无齿）。

手术过程

应使用标准皮肤消毒制剂。

切除

首选的方法是进行锐剥离，目的是在防止囊肿破裂和在内容物外渗的情况下完整地取出囊壁及其内容物。另一种方法是切开囊肿，暴露其内容物和移除空囊。前一种方法是首选手术方案，具有清洁、安全和减少恶臭的优点。

切开

使用 11 号手术刀沿着椭圆形标记切开皮肤。避免直接在标记上切开，这可能会导致皮肤的着色。轻轻地牵引皮肤边缘，解剖囊肿。

摘除

可以通过切开摘除。如果囊肿很小，当

囊肿已脱离周围结构时，轻轻在切口相对两侧下压手指来完全实现移除囊肿。确保所有的囊胚已被移除。

皮肤缝合

对于小到中等大小的囊肿（不大于 2 cm）使用非吸收缝合线，或使用皮内可吸收缝合线。

对于较大的囊肿，在皮肤闭合之前，先用 3-0 或 4-0 可吸收缝合线来拉紧皮肤。

术后指导

• 伤口敷料：简单敷料（或头皮喷雾）。

• 标本：虽然大多数囊肿是良性的，但应将标本送去进行组织学检查。

• 随访建议：简单的非处方镇痛药通常已足够。

31 脂肪瘤
Lipoma

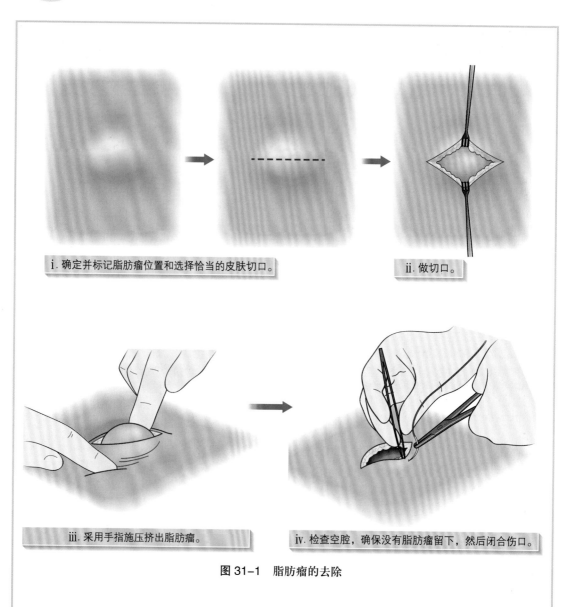

ⅰ. 确定并标记脂肪瘤位置和选择恰当的皮肤切口。

ⅱ. 做切口。

ⅲ. 采用手指施压挤出脂肪瘤。

ⅳ. 检查空腔，确保没有脂肪瘤留下，然后闭合伤口。

图 31-1 脂肪瘤的去除

术前规划

考虑：大小和位置

- 评估解剖位置：
  - 相关的神经血管结构。
- 评估脂肪瘤的结构：
  - 单叶。
  - 多叶。
- 确定脂肪瘤的深度：
  - 皮下。
  - 筋膜。
  - 肌肉。
- 确定合适的麻醉方式：
  - 局部麻醉（LA）——大多数脂肪瘤。
  - 全身麻醉——大脂肪瘤。
- 确定所需协助的程度：
  - 洗手护士。
  - 手术助手。

知情同意

讨论手术风险、预选方案和备选方案，特别是强调：

- 出血。
- 感染。
- 瘢痕。
- 血肿 / 血清肿。
- 神经血管损伤。
- 不完整切除。
- 复发。

皮肤切口

- 范围和位置：勾画脂肪瘤的轮廓——与患者确认脂肪瘤的位置和标记脂肪瘤的范围。
- 皮肤切开计划：在局麻之前绘制建议切口的位置。通常，一个直切口就足够了，一般约为脂肪瘤长度的一半。

位置

- 确保患者手术过程中感到舒适，并能维持手术体位不变。
- 确保手术医师感觉舒适，并且可以轻松地触及操作区域。
- 足够的照明。

设备

准备标准无菌托盘，包括：

- 镊子（有齿和无齿）。
- 持针器。
- 解剖剪和 Mayo 直剪。
- 皮肤准备。
- 10 cm × 10 cm 纱布，拭子。
- 高频电刀。
- 缝合线（例如，ethilon 用于缝合皮肤，vicryl 用于缝合脂肪，PDS 或 maxon 用于关闭筋膜）。

术前间隙

按照标准程序执行，突出注意事项并确认需切除脂肪瘤的位置。

局部麻醉

- 通常是区域阻滞。
- 使用酒精拭子清洗伤口。
- 从切口顶端开始。

准备和覆盖

- 擦洗并使用无菌手套。
- 用皮肤清洁制剂清洁皮肤。

手术

脂肪瘤切除术（图 31-1）

- 切口：用 10 或 11 号手术刀在标记部位切开皮肤。避免直接在标记线上切开，否则将导致皮肤着色。

• 牵引：让助手用三爪／皮肤拉钩或 Langenbeck 组织拉钩轻轻地牵引皮肤边缘，或者插入一个自持牵引器，以获得足够的手术视野。

• 切开：通过锐剥离（或高频电刀）使脂肪膜游离于纤维瘤上，从而识别脂肪瘤并形成解剖平面。若为多叶性脂肪瘤，脂肪瘤各小叶可能需要切割分开。

• 摘除：用拭子在皮肤切口相对侧轻轻向下按压，直到脂肪瘤穿过伤口为止。筋膜或肌肉脂肪瘤需要更广泛的切开，包括涉及面部的鞘切开术。游离纤维附着物，然后移除脂肪瘤。

伤口闭合
• 闭合之前确保止血充分。

• 小脂肪瘤：使用非吸收缝合线间断缝合皮肤（如 ethilon），或使用可吸收皮内缝合线。

• 较大脂肪瘤：使用可吸收缝合线关闭筋膜、皮下脂肪层，然后如上述方法关闭皮肤。

术后
伤口敷料
• 简单包扎。

标本处理
• 标记标本，包括清楚注明切除部位。
• 将标本放入福尔马林中保存，以便组织学检查。

出院及随访建议
• 必要时镇痛。
• 关于不同部位拆线时间的建议。
• 根据当地医疗规定随访（换药门诊，家庭医师等）。
• 如果有问题，建议患者返回医院，并确保组织学结果的随访。
• 背部为术后 10 天拆除缝合线，其他部位为术后 7 天。

困难的情况
无法摘除的脂肪瘤
• 提高暴露程度——重新定位你的助手／拉钩。
• 分离脂肪瘤周围。
• 延长切口并考虑向有经验的医师寻求帮助。
• 考虑这是否为脂肪肉瘤。

切口闭合的难点
• 考虑垂直褥式缝合。
• 如果伤口的张力过大，考虑延长切口。如果切口为椭圆形，尽量延长切口成平滑的椭圆形，便于关闭切口。
• 考虑重新切割切口边缘皮肤以减小张力，但应避免皮肤隆起不平。
• 如果遇到困难，寻求有经验人士的建议／帮助。

32 重建阶梯
The reconstructive ladder

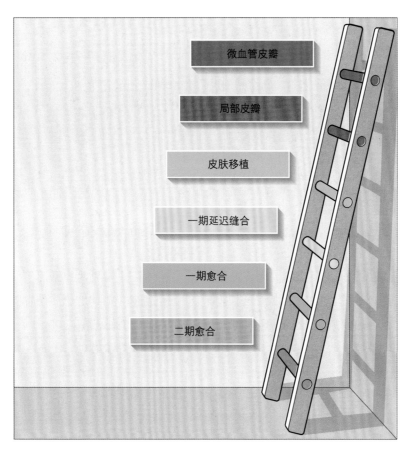

图 32-1　重建阶梯

表 32-1　皮肤移植

	中厚皮片移植（STSG）	全厚皮片移植（FTSG）
组成	表皮与可变比例的真皮	全表皮和真皮
典型的供体位点	大腿，臀部	锁骨上窝，耳后，腹部，后臂
潜在的受区	大伤口，烧伤	脸部和手
优点	可以覆盖大面积区域（如大面积的下肢缺损），随着时间的推移皮片收缩	有更好的美容效果，在关节周围有用，收缩较少
缺点	手术产生明显瘢痕	供区限制了重建区域的大小

重建阶梯

重建阶梯提供了一种步进式方法来确定合适的伤口缝合选择。在阶梯的最底层是最简单的治疗方法，向上逐渐发展到最高级和最复杂的闭合技术（微血管游离皮瓣重建）（图 32-1）。

二期愈合

在清创和清洁后，伤口处于"打开"状态，需定期更换敷料。这种方法是伤口愈合最简单的方法，在阶梯上占有最低的梯级。它往往会导致更明显的瘢痕。适用于二期伤口愈合的伤口通常是小伤口或受到高度污染的伤口。

一期愈合

缝合时使皮肤边缘汇聚，并关闭皮肤缺损。这些伤口愈合的速度要比二期愈合快得多，而且由此产生的瘢痕通常是较纤细的。

一期延迟缝合

被认为是需要二期愈合的伤口，但一期愈合的伤口结局更好，所以选用一期延迟缝合。起初，伤口用敷料处理，约 5 天后尝试缝合伤口。保证一期延迟缝合时没有感染是非常重要的，在没有张力的情况下伤口边缘会汇聚在一起。

皮肤移植（表 32-1）

中厚皮片移植（STSG）

• STSG 的取皮位置常常是大腿的上部。用取皮机进行取皮，通常设定在 8~10/1 000 英寸（1 英寸 =2.54 cm）。

• 取皮机在接触患者皮肤前应当预先启动。它与皮肤呈 45° 角，并紧紧地贴在皮肤上，以确保取皮厚度均匀。当电源接通时取皮机应避免接触皮肤。

• 取皮部位已铺巾。

• 移植皮片已准备，通常为啮合。啮合比从 1.5:1 至 9:1，取决于伤口的大小。

• 移植接受区必须有一个干净的、健康的、良好血管的基础。不适合 STSG 的部位包括无骨膜覆盖的骨，裸露的肌腱、血管或神经，开放性骨折部位，手指（脚趾）或需要早期活动的伤处。

• STSG 是将真皮侧（有光泽的一面）朝下插入。它通常用可吸收缝合线固定在适当的位置。

• 移植的固定化技术是减小与移植失败相关的剪切力。

• 移植部分通常被覆盖，直到几天后进行首次检查。

STSG 移植失败的原因

• 感染（尤其是 β 溶血性链球菌）。

• 血肿 / 血清肿。

• 机械剪切力。

• 合并症（吸烟、心血管疾病、糖尿病）。

全厚皮片移植（FTSG）

FTSG 通常用于闭合面部或手部的创伤。

• 最好采用一个供区与受区匹配的移植（如将耳后移植物用于鼻子切除创面的修复）。

• 使用 FTSG 时需对欠缺皮肤进行模板标记。使用手术刀来获取 FTSG，移植物包括完整真皮和表皮。

• 用吸收良好或不可吸收的缝合线在移植部位插入移植片。通常使用一种捆绑式敷料来减小机械剪切力。

• 移植部分通常被覆盖，直到几天后进行首次检查。

皮瓣重建

当伤口不适用一期或二期愈合（如过度伤口张力）时，当皮肤移植不是一种合适的选择（如血管床稀少，创面基底的骨或肌腱外露）时，或为了获得更好的美观效果，可选用皮瓣重建。ZY 成形、WY 成形和旋转皮瓣是皮瓣重建的实例，但对它们的描述超出了本书的范围。同样，游离皮瓣和微血管吻合被认为不适合在本书中详述。

拓展阅读

Fernandes R. *Local and regional flaps in head and neck reconstruction: a practical approach.* Oxford, Wiley-Blackwell, 2014.

33 疣的冷冻疗法（跖疣）
Cryotherapy for verrucae (plantar wart)

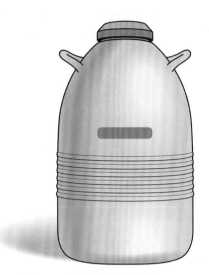

图 33-1　液氮容器储存罐

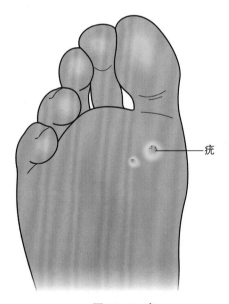

图 33-2　疣

疣

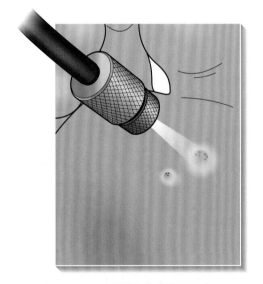

图 33-3　正在用冷冻疗法治疗疣

疣

疣（或跖疣）是一种由人乳头瘤病毒（HPV）引起的常见良性皮肤病（图33-1）。在未成年人中常见，尤其是12~18岁的青少年。疣是通过皮肤接触或通过污染的地板接触传播（如游泳池和公共更衣室）。传染率低，但如果上皮表面受损，会增加传染率。

大多数疣在几月到几年内可以自愈。影响自愈率的因素包括疣的部位和类型以及患者的年龄。多发性足底疣的老年患者结局最差。

大部分疣是无症状的；然而，有些患者会感觉疼痛，这是一个寻求治疗的最常见原因。治疗的适应证包括持久性或多发性病变和疣出现在影响美观的部位（手、脚和脸）。尽管疣患病率高，但临床医师可以依据其治疗的证据水平很低。

现有的治疗选择

据报道，疣的成功治疗率在30%~90%。治疗方案包括什么都不做、用胶带覆盖病灶、外用水杨酸、冷冻、刮除、烧灼、手术切除。没有证据主张哪一种治疗优于另一种治疗。在老年患者长期存在性或复发性疣以及镶嵌疣（一簇疣在一个小的区域）中，疣的治愈率较低。

冷冻疗法

冷冻疗法（有时称为冷冻手术或冷冻消融术）以希腊词"kruos"（意思是冷）为其前缀。这是一种利用冷冻破坏细胞的微创技术。其作用机制是双重的：冷冻和融化直接导致组织坏死，然后继发性炎症刺激宿主产生免疫反应。

冷冻疗法只适用于受过这种技术训练的医师。应首先评估病变，如果有诊断的不确定性，应在治疗前进行组织学诊断。虽然冷冻疗法可以用于良性和某些恶性皮肤疾病，但其用于恶性皮肤病的治疗只能由专家来进行，并且超出了本书的范围。在年幼的孩子中应小心使用，因为治疗会导致疼痛。冷冻治疗不适用于免疫功能受损、糖尿病、血液循环障碍、胶原代谢障碍或皮肤色素沉着的患者。

冷冻疗法技术

液氮（图33-2）是最好和最常用的用于冷冻治疗的物质，因其沸点低、使用方便。其他物质，包括一氧化二氮和二氧化碳，被认为沸点偏高，效果没有液氮好。

输送装置有多种，包括液氮喷雾器、量油计和冷探针。喷雾是最常见的输送方式，价格便宜，使用方便，对良性和恶性病变有效（图33-3）。使用时在离病变1 cm的距离进行喷雾，总持续时间为10~30秒。冷冻后触诊病变部位并可循环反复喷雾以达到预期效果。量油计敷抹很少被使用，因为需用棉签蘸液氮并将其直接作用于病变部位。这仅适用于良性皮肤病变，因为温度不够低，不能有效治疗恶性病变。还有一种探针治疗，探针是由一种导电金属（铜）制成的，可以直接应用于病变部位，并且具有更高的准确性；然而，这种技术更昂贵、更耗时。

冷冻疗法的成功率

冷冻治疗成功率的巨大波动性被认为是多因素导致的。侵袭性操作（意味着更长的暴露持续时间和重复的循环）被认为比温和的操作更有效。两次治疗之间理想的间隔时间并不明确，但间隔较短（1~2周）的治疗其副作用更为常见，而治疗成功率与较长的间隔（>4周）呈负相关。冷冻疗法持续使用带来的益处被认为不会超过第4个周期。跖疣通常比身体其他部位的疣更难治，镶嵌疣可能比简单疣更难以治愈。通常认为，在实施冷冻治疗前疣的角质化表面如能被刮除，冷冻疗法的疗效将会增强。

在临床怀疑恶性可能、局部治疗失败或局部进展的情况下，需要送样本进行组织学检查。

冷冻疗法的副作用

冷冻疗法最常见的问题是操作时疼痛。有些医师提倡在操作前使用局部麻醉胶带，尤其是对年幼的儿童。治疗部位的水疱和红斑更常见于反复循环和积极的冷冻疗法。冷冻区的色素减退可能是由于热敏感的黑色素细胞被破坏；然而，这通常是暂时的。冷冻部位的出血和感染是不常见的。

何时需要转诊至专科医师

任何诊断不明确的皮肤病变，应转介到上级单位，做进一步评估。当疣在抗局部治疗和冷冻治疗后效果不佳，或者冷冻治疗是禁忌证，或当患者有免疫功能低下时，患者应该被转诊至皮肤病专科医师。糖尿病合并疣的患者应及时转诊至糖尿病足服务。

电凝切除疣通常被认为是反复冷冻治疗失败后的选择。由于这种治疗很痛苦，它通常是在全身麻醉下进行的。将切除的标本进行组织学检查结果通常为肢端（在这种情况下常为足底）非黑色素性黑色素瘤（无色素）。

34 肌肉与神经活检
Muscle and nerve biopsy

表 34-1 肌肉 / 神经活检的适应证

(a) 肌肉活检的适应证或临床情况
- 可疑肌病
  - 炎症（原发性或全身性自身免疫病）
  - 营养不良（病因不明）
  - 毒性（原因 / 程度未知）
  - 代谢性疾病（除甲状腺功能减退性肌病）
  - 线粒体疾病
  - 先天性疾病
  - 周期性麻痹
- 难治性肌炎
- 恶性高热
- 怀疑系统性血管炎
- 可疑淀粉样变（脂肪活检结果呈阴性后）
- 寄生虫感染

(b) 神经活检的适应证
- 中、重度多发性周围神经病变症状无可疑病因，如糖尿病、尿毒症、慢性酒精滥用
- 已确诊多发单神经病的肌电图异常，有下列合理原因怀疑多发性神经病
  - 系统性血管炎
  - 可疑淀粉样变（脂肪活检结果阴性后）
  - 淋巴细胞外周血表达缺乏的淋巴增生综合征

表 34-2 肌肉 / 神经活检并发症

并发症（肌肉活检）
- 疼痛
- 擦伤 / 出血
- 感染
- 过敏
- 伤口愈合不良
- 肌肉疝（罕见）
- 瘢痕疙瘩

并发症（神经活检）
- 过敏
- 疼痛
- 出血
- 感染
- 伤口愈合不良
- 瘢痕疙瘩
- 活检部位感觉迟钝 / 感觉缺失

引言

肌肉和神经活检可协助诊断神经肌肉障碍。肌肉活检通常显示一系列结果，应该结合患者的病史、临床表现和研究结果加以分析。神经活检主要用于证实系统性疾病或非系统性神经病是否存在周围神经受累。

术前注意事项

在计划进行肌肉或神经活检时，外科医师应该准确地理解相关专家试图从结果中找出什么。在手术前需联系病理学家，以确定他们希望活检以何种方式运送到实验室（例如以湿盐水浸泡的纱布包裹）。手术医师必须在手术开始前获得被检者的知情同意。

适应证与禁忌证

表 34-1 列举了活检的适应证。如果怀疑有系统性血管炎伴周围神经受累，建议进行神经和肌肉活检以帮助诊断。

开放式肌肉活检术

• 根据临床怀疑，选择一个受该疾病影响的肌肉群进行检查，如疑似炎症性肌病患者的三角肌或股四头肌，最好选择有症状而未萎缩的肌肉。避免选择最近已受创的肌肉（包括肌电图针刺或肌内注射处）。

• 标记适当的切口。理想的切口大小是 2~4 cm，可以根据皮下组织的数量而调整。

• 消毒部位。皮下局部麻醉浸润，不触及肌肉组织。等待它生效（1~2 分钟）。

• 用手术刀（10 号手术刀）切开。用剪刀解剖筋膜与皮下组织。插入、固定牵引器，暴露肌肉。

• 用解剖镊钳一小部分肌肉纤维到所需的深度（约 0.5 cm），然后切断所需的采样长度（约 2 cm）。可事先询问病理学家需要多少组织。避免过度处理肌肉，以防活检结果误差。另一种方法是选择需活检的肌肉纤维后，使用缝合线作为吊索提起肌肉纤维，并在选定肌肉长度的两边分别进行钳夹和分割。小心不要夹到打算使用的活检组织，否则会造成结果误差。然后，可以将断端连接起来。

• 确保充分止血。用可吸收缝合线闭合肌筋膜，后用不可吸收缝合线间断缝合闭合皮肤。如果有皮内可吸收缝合线可选择，就用其间断缝合以关闭皮下脂肪。

针刺肌肉活检术

自 1962 年 Bergström 改进后，针刺肌肉活检可适用于成人和儿科患者。其相较于开放式活检的优点是简单和快速。儿童可能需要镇静，股四头肌（股外侧肌）是首选的活检部位。皮肤以常规方式消毒准备，皮肤和皮下组织都用局部麻醉浸润，与开放肌肉活检相同。

在皮肤上做一个小切口，然后将 Bergström 针插入滑动闭合套管，并将其与分离肌肉用的闸口组装在一起。然后打开闸口，让肌肉进入。取出针头，取出肌肉样本。可以通过同一切口重新插入针头，以获得额外的样本。活检完成后，以手指加压切口。无须缝合。尽管这个过程比开放式活检简单、快速，但样品量很少，实验室的定位也很困难。

神经活检术

• 神经活检最常检查的部位是皮肤感觉神经，如腓肠神经或腓浅神经。与患者讨论的具体风险见表 34-2。获得患者同意，如先前描述那样准备手术部位。选择最可能受影响的神经，了解精确的解剖位置和关系。

• 开始前标记操作部位，并与患者确认

位置正确。

• 理想的切口大小是 2~3 cm，可以根据皮下脂肪的数量而调整。

• 寻找并定位位于神经血管束内脂肪包裹的神经（如小腿后侧腓肠神经）。区别于其他结构的神经血管，它有珍珠般的颜色和扁平的形状。通常情况下，如果神经不受太大刺激，患者会在这个阶段（特别是脚部腓肠神经）感到轻微刺痛。

• 理想情况下，去除 2 cm 的神经。不要清除周围的脂肪或纤维组织。没有必要缝合断端。如果操作过程未让患者感到痛苦，神经取样不需要麻醉。但是，如果神经操作疼痛，需用局部麻醉浸润。

• 下一步，在神经附近切除一块肌肉，与前面的部分一样。确保充分止血。

• 用可吸收缝合线将肌筋膜闭合，如前述方法闭合皮肤。

35 嵌甲
Ingrown toenail

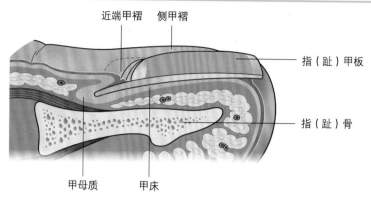

图 35-1　指（趾）甲的解剖示意图

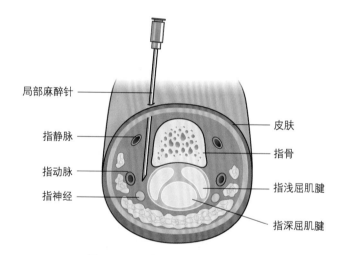

图 35-2　局部麻醉应用的示意图

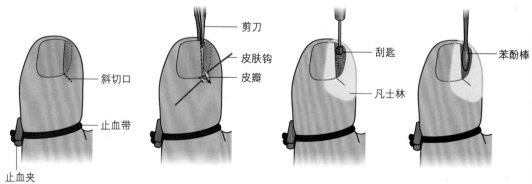

步骤 1：应用止血带，在指甲角上做斜切口。

步骤 2：应用皮肤钩摘除指甲外侧的 20%。

步骤 3：用刮匙清理甲床，在酚化处理之前将凡士林涂在周围组织上。

步骤 4：苯酚涂敷指甲基质（大约 1 分钟）。

图 35-3　嵌甲摘除术

引言和发病机制

嵌甲是外科小手术中常见的病因。通常影响拇（踇）趾，造成明显的不适。嵌甲的发生常常是由于不适当的修剪造成的，在侧指（趾）甲沟中产生一个刺（针状物），刺入周围的表皮，随着指（趾）甲向前生长，它会穿透更深。这一异物的存在导致肉芽组织的炎症反应，持续的炎症反应导致感染和（或）脓肿形成。

病因学 / 危险因素

嵌甲在不穿鞋的人群中极为罕见。大多数情况下都是由不当的指（趾）甲修剪引起，但也有多因素组成，包括鞋不合脚或穿窄尖鞋，脚卫生不良或多汗症，重复性创伤或过度奔跑，遗传易感性或老年人的指（趾）甲过度弯曲。

解剖结构

指（趾）甲单元包括：

- 甲母质。
- 甲床。
- 近端甲褶和侧甲褶。

甲母质包含有分化能力的上皮细胞，从而甲母质角质层分化形成指（趾）甲板。大部分甲母质位于接近近端甲襞的位置。具有丰富血管供应的甲床在 2 个侧甲褶之间横向延伸。侧甲褶是最容易发生嵌甲的部位（图 35-1）。

治疗

嵌甲的治疗方案

保守治疗方案：

- 温水浸泡 + 适当的指（趾）甲修剪。
- 捆绑。
- 牙线或脱脂棉包扎法。
- 沟槽夹板疗法。

手术治疗方案：

- 单纯甲缘切除法。
- 部分或全甲撕脱术。
- 运用苯酚甲床切除术的部分指（趾）甲撕脱 / 切除（图 35-3）。
- 运用氢氧化钠甲床切除术的部分指（趾）甲撕脱。
- 运用电灼术或二氧化碳激光烧灼的部分甲床切除术。
- 指（趾）甲板和甲母质的手术切除（Zadik 式式）。

保守治疗的方法

- 温水浸泡：通常浸泡 10~20 分钟，改善足部卫生。浸泡后使用最常用的局部抗生素软膏（如新霉素、多黏菌素 B 和杆菌肽）。通常需要重复使用直到疼痛缓解。

- 捆绑：将侧甲褶捆绑可以使皮肤收缩，从而远离形成的指（趾）甲倒刺（针状物）。但是这种方法比较麻烦。因为固定带对肉芽组织边缘的黏附力不足，导致其经常移位，所以需要反复调整。

- 牙线或脱脂棉包扎法：在指（趾）甲剥离器的帮助下（用或不用局部麻醉），将线放置在嵌甲的侧褶下。线可以用防腐剂浸泡。随着时间的推移，指（趾）甲边缘会由内向外移位，尽管这可能需要几个月的时间。

- 沟槽夹板疗法：在外侧指（趾）甲缘和甲襞之间插入一块小夹板。用作沟槽的常用材料是纵向切开的静脉导管，需在局部麻醉下放置。管子可以用缝合线固定。一般来说，炎症反应消除和指（趾）甲再次长出需要 8 周时间。

外科技术——侧方楔形切除术 +/- 酚化处理

- 知情同意：告知患者常规手术利弊，

并根据具体情况选择性强调以下风险，即出血、感染、疼痛、复发、指（趾）甲外观异常/畸形/美容效果不佳和缺血（存在于止血带使用时间过长或包扎过紧的情况）。

• 术前准备：依次复述手术流程、重点、过敏反应、手术部位以完成术前准备。

• 局部麻醉（LA）：用酒精拭子消毒手术部位。使用不含肾上腺素的利多卡因或布比卡因进行指（趾）区域麻醉（图 35-2）。通常使用 25G 针头，需要时也可以用 23G。麻醉药物剂量需要 7~10 ml。

• 准备与体位：患者患肢悬于床缘（仰卧位）。用聚维酮碘消毒手指（足趾）。可以使用止血带——如果使用止血带，记录所施加压力的时间和止血带总使用时间（图 35-3 步骤 1）。

• 操作步骤：评估局部麻醉效果（可能需要额外麻醉）。在指（趾）甲的近角处做一个斜切口（2~3 mm）——通常会有少量出血。应用皮肤钩适当加深切口 [但不包括指（趾）甲或甲床]，直至清除指（趾）甲外侧的 20% 区域。然后剪去指（趾）甲和切除与之相连的甲床（图 35-3 步骤 2）。使用刮匙，以便清除甲床上剩余的基质/肉芽组织。

• 酚化处理：如果使用苯酚，需在周围组织上涂抹凡士林（图 35-3 步骤 3）。将用苯酚 [a] 浸泡的小纱布放置在指（趾）甲底部缺损上，用以破坏任何残留的基质（持续 1 分钟）（图 35-3 步骤 4）。将棉球取出，用大量的酒精冲洗去除苯酚。用纱布擦干伤口，微孔敷料覆盖。采用海藻酸钙方剂，用纱布敷料盖好，卷筒辅助固定。如果使用止血带，通过对敷料施加一定压力后可移除止血带。最后检查手指（足趾）循环灌注是否正常。

术后护理

• 口服镇痛药。

• 术后保持患肢抬高。

• 24 小时后更换绷带——通常是在换药门诊，患者会接受如何清洁伤口和使用绷带的指导。在去除之前将绷带浸泡在温水中以减少出血变干后的黏附引起的不适。

并发症

• 出血过多——需压迫止血。

• 不完备的甲床切除术会导致指（趾）甲倒刺再发——需再次手术。

• 术后感染 [手指（足趾）发红、发热、肿胀]——需口服抗生素。

• 止血带应用时间过长导致远端手指（足趾）缺血——限制止血带使用，时间 <15 分钟。

• 指（趾）甲板营养不良——永久性变形 [进行指（趾）甲板活检后更常见]。

---

[a] 苯酚是由煤焦油衍生而成的无色晶体。液态下既有抗菌又有麻醉的特性。苯酚的使用可能导致甲母质变性/坏死。

36 淋巴结切除术
Lymph node excision

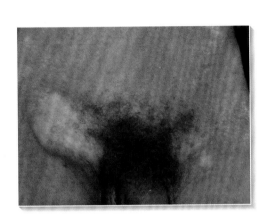

图 36-1　腹股沟淋巴结病 1 例

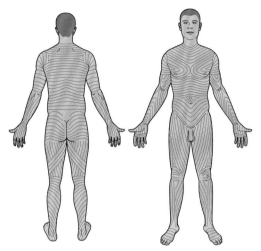

图 36-2　Langer 线

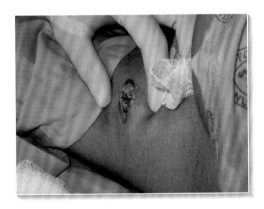

图 36-3　切开

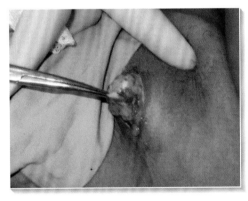

图 36-4　淋巴结暴露

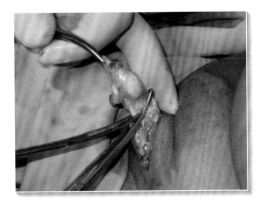

图 36-5　暴露血管蒂

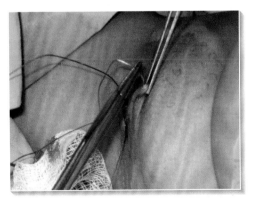

图 36-6　皮内缝合

淋巴结切除术是一种常见外科小手术。主要手术指征为明确诊断——确定淋巴结疾病的病因，或分期——比如为肛管癌或黑色素瘤患者实施腹股沟淋巴结切除术（图36-1）。虽然现在细针抽吸活检的效用有所提高，但其结果往往是模棱两可的。切除整个淋巴结可提供足够数量的组织，以用于分析组织学、免疫组化和微生物学特征。因此，淋巴结切除术仍然被认为是用于明确某些疾病诊断的优先选择检查项目，特别是在怀疑血液系统恶性肿瘤的情况下。

腹部或腹膜后淋巴结活检，以及淋巴结切除术在癌症手术中的治疗和预后监测作用，超出了本文的范围。

术前准备

虽然淋巴结切除术是一个小手术，但是仍必须遵守术前准备和相关技术的标准原则，以避免最常见的并发症。比如血肿和伤口感染，伴有血清肿或者淋巴囊肿，不良瘢痕和神经损伤也有报道。

虽然切除术可在局麻下进行。但对于较深位置或顽固的淋巴结来说，这可能效果不佳。对这样的患者而言，我们更倾向于使用全身麻醉，这是一个完全可以接受的要求。腋淋巴结清扫时我们也会选择区域阻滞。

给予患者清晰的解释、充分的知情同意，应包括与患者讨论其手术体位，特别是关于颈部或肩关节的活动性。手术中可能有多个淋巴结需要切除，外科医师应选择一条易于操作和避开风险的路径。例如在颈后三角比在颈前三角进行切除术更安全。

让患者保持舒适的体位并确保有足够的照明。对于颈部淋巴结切除术，引导患者注视对侧能更好地定位胸锁乳突肌。对于腋窝淋巴结切除术，让患者将患侧手放置于脑后能充分暴露腋窝视野。腋窝应当备皮。

在准备切开皮肤之前，需先用酒精消毒计划切开部位，再结合肾上腺素进行充分的局部浸润麻醉。这样在铺巾和洗手期间麻醉逐渐起效。麻醉药物可以在安瓿瓶中被稀释，以确保足够的容量。淋巴结切除术应该是一项无痛操作。

器械应包括精细的牵引器、解剖镊和剪刀。电刀（单极或双极）也常被使用。

手术过程

切口应该沿着淋巴结所在的 Langer 线（图36-2），切口应足够长以便于解剖（图36-3）。切口太小仍坚持淋巴结切除是常见错误，特别是在操作者没有助手的情况下。这种情况最容易发生出血和出现血肿，几乎没有美观上的获益。

切开浅表脂肪和筋膜后，继续用精细血管钳或剪刀切开横向和纵向的组织，解剖淋巴结包膜周围。透过其半透明包膜看到淡红色瘤体来识别淋巴结（图36-4）。淋巴结本身易碎而且包膜很薄，轻柔使用无创伤钳提起淋巴结可以避免包膜破损。不建议用 Allis 组织钳或有齿镊来抓取淋巴结；相反，通过扩大的切口进行耐心切除是优先选择。有时，腺体复合体可能延伸到与主要结构相邻的较深组织，使得整个淋巴结完全切除术有不安全因素。在这种情况下，部分切除更安全，而且通常能提供足够的组织进行分析。

血管蒂通常位于淋巴结的下方，应识别后用可吸收缝合线结扎（图36-5）。切除淋巴结后，仔细检查伤口有无残余出血点。

切口可以用单纯皮肤缝合或更深的软组织缝合来关闭。皮肤可用连续或间断缝合，而后者优先用于皮肤张力较高的区域或者感染风险大的腋下（图36-6）。另一种方法是以间断皮下缝合法拉近切口，以减小表皮下缝合线的张力。敷料覆盖切口后即完成手术。

标本制备

　　与当地病理学部门讨论他们对已切除淋巴结的推荐制备方法，这可能包括切片和放置在单独的容器中。样本通常可做成新鲜的冰冻切片，或在福尔马林液中固化用于组织学检查，或放置在生理盐水中用于微生物学分析。

拓展阅读

Baigrie RJ, Lymph-node biopsy, in Morris PJ, Malt RA (ed.) *Oxford Textbook of Surgery*. 1st edn. USA: Oxford University Press, 1994; pp 2130–2131.

Blanco JM, Tejero M. Skills in minor surgical procedures for general practitioners, in: OresteCapelli (eds) *Primary Care at a Glance – Hot Topics and New Insights*. Italy: InTech; 2012; pp 101–136.

Giuliano AE, Kelemen PR. Lymph node diagnosis, in: Morris PJ, Wood WC (eds) *Oxford Textbook of Surgery*. 2nd edn. USA: Oxford University Press; 2000; pp 2764–2766.

Hehn ST, Utility of fine-needle aspiration as a diagnostic technique in lymphoma. *Journal of Clinical Oncology* 2004; 22(15): 3046.

37 硬化疗法
Sclerotherapy

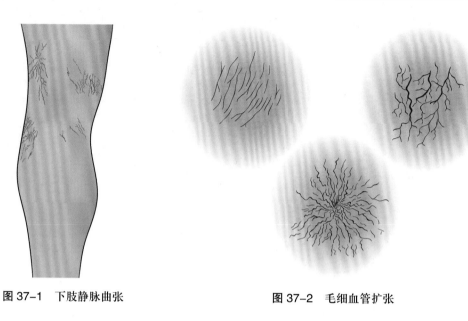

图 37-1 下肢静脉曲张　　　　图 37-2 毛细血管扩张

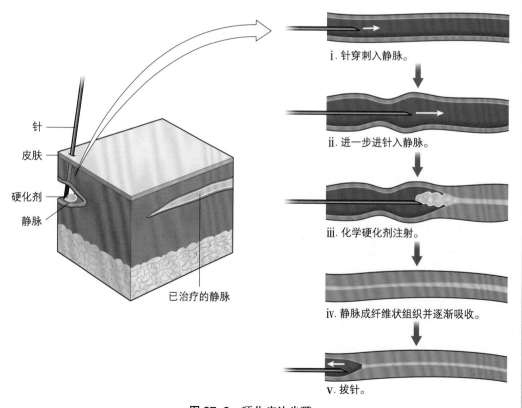

针
皮肤
硬化剂
静脉
已治疗的静脉

i. 针穿刺入静脉。

ii. 进一步进针入静脉。

iii. 化学硬化剂注射。

iv. 静脉成纤维状组织并逐渐吸收。

v. 拔针。

图 37-3 硬化疗法步骤

表 37-1　并发症

常见并发症	罕见并发症
淤青	血栓性静脉炎
色素沉着	组织坏死
水肿	深静脉血栓形成

硬化疗法是一种经皮穿刺的微创技术，包括向曲张静脉或蛛网状静脉注射化学刺激物，造成血管的损伤，进而血管壁崩塌结疤，最终静脉关闭。身体在几周后自然地吸收被处理的静脉。各种形式的硬化疗法已经有 100 多年的历史了，有些记录可以追溯至更久远。本专题重点介绍蛛网状 / 螺纹静脉的硬化疗法，而静脉曲张的硬化疗法超出了本书的范围。

适应证

硬化疗法可用于治疗毛细血管扩张症、小蛛网状静脉（火炬静脉）和较小的曲张静脉（图 37-1 和图 37-2），主要在下肢。最常用于美容目的。硬化疗法也可用于治疗大隐静脉或躯干血管腔内激光消融后的任何残余支流。

注意事项

在向患者提供硬化疗法之前，你应该清晰地记录完整的病史，包括过敏史、抗凝药物的使用、既往静脉曲张介入治疗和深静脉血栓形成危险因素的评估（如吸烟或口服避孕药）。

通过体格检查寻找潜在静脉疾病和并发血栓性静脉炎的任何证据。

禁忌证包括妊娠、血栓性静脉炎、肺栓塞、血液高凝状态和硬化剂过敏。

知情同意 / 风险

硬化疗法是一种低风险的手术；然而，因为它往往是以美容为目的进行的，让患者得到详细建议是很重要的。

讨论手术操作的替代方案，强调再次手术的潜在可能性。替代方案包括激光治疗螺纹静脉。

注射硬化剂的局部不良反应包括疼痛、溃疡、荨麻疹、色素沉着，以及由于硬化剂或红细胞外渗导致的注射部位毛细血管扩张。这些反应大部分是暂时的，在几周到几月内就会消失。

更为严重的并发症是罕见的，已被报道有严重的血栓性浅静脉炎、深静脉血栓形成、视觉和神经障碍（通常存在卵圆孔未闭）、咳嗽和过敏反应。

随着时间推移，很可能产生新血管，将来需要重复治疗。相同解剖位置的治疗疗程间隔为 4~8 周。

术前准备
硬化剂

最常见的药物是十四烷基硫酸钠、聚多卡醇、甘油和高渗盐水。这些都通过渗透或洗涤机制导致内皮损伤。渗透剂通过渗透作用导致内皮细胞脱水，洗涤剂是表面活性剂，通过干扰细胞膜脂质损伤内皮细胞。

泡沫硬化疗法

泡沫硬化疗法可用于较大的血管和蛛网状静脉。将洗涤剂、硬化剂与气体（通常是空气）混合，形成泡沫。泡沫硬化剂的制备是通过一只注射器到另一只注射器反复交替获得的。相比传统的液体硬化疗法，泡沫硬化疗法有一定的优势，包括所需注射硬化剂剂量较少、血液稀释硬化剂较少（稀释降低疗效）、沿注射静脉的均匀效应和超声回声性。

具体的不良事件与液体硬化治疗相似，包括肺部症状（咳嗽）、视觉和神经障碍（在卵圆孔未闭的情况下）、局部炎性静脉反应和治疗后色素沉着。

手术

静脉扩张在患者站立状态下更明显，使蛛网状静脉的识别更容易，而成功的硬化疗法也可以在患者水平位置实施（图 37-3）。

- 确保充分的照明。
- 酒精消毒实现无菌区域。
- 用 30 号针插入静脉，向上倾斜。

- 注射应该是精确和缓慢的——每次注射应是 0.1~0.4 ml，使用 1 ml 注射器。

▗ 严重的疼痛或灼热感往往是硬化剂外渗的迹象，需停止注射。在硬化剂外渗情况下，一些外科医师在注射部位注射生理盐水以稀释硬化剂。

拔出针头后用敷料或绷带加压包扎。胫前区和踝关节发生皮肤溃疡的倾向性最高。在每次治疗中需限制次数和硬化剂剂量。

术后注意事项

- 第 1 级加压长袜（20~30 mmHg）使用 3~4 周。
- 术后允许下肢低强度运动。
- 避免 6 周内阳光照射治疗部位。
- 如果疼痛加剧或注射部位出现溃疡，患者应立即与医师联系。
- 治疗经常需要重复注射，但至少 4 周内不应再次治疗。

38 肉毒杆菌毒素
Botulinum toxin

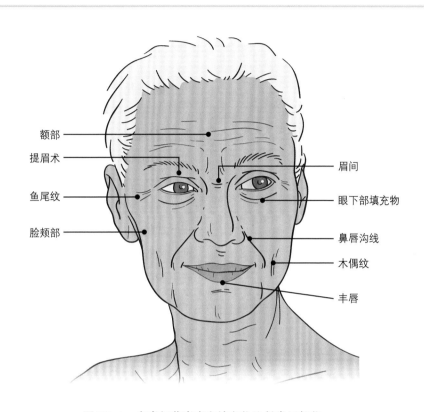

图 38-1　肉毒杆菌毒素和填充物注射常用部位

額部
提眉术
鱼尾纹
脸颊部

眉间
眼下部填充物
鼻唇沟线
木偶纹
丰唇

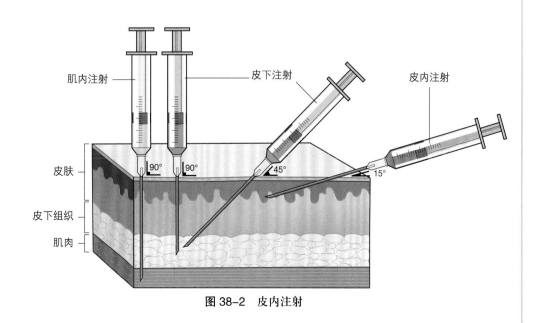

肌内注射
皮下注射
皮内注射

皮肤
皮下组织
肌肉

90°　90°　45°　15°

图 38-2　皮内注射

肉毒杆菌毒素

肉毒杆菌毒素（"botox"，保妥适）是一种可注射的肉毒杆菌神经调节剂。它抑制神经肌肉接头处的神经传递，用于削弱或麻痹骨骼肌。

肉毒杆菌毒素有多种医学用途。本专题重点介绍用于美容的适应证。其他用途包括用于肛裂手术和治疗多汗症等。

肉毒杆菌毒素在美容外科学中被广泛使用（图38-1）。常见的适应证如下：

- 额横纹。
- 眉间皱纹（"川"字样）。
- 鱼尾纹。
- 上、下唇皱纹。
- 鹅卵石样下巴。
- 过度的牙龈暴露（露龈笑）。

剂量

眉间注射肉毒杆菌毒素的标准剂量是20个单位"botox"。

注射

微量注射技术——低剂量表面注射，类似皮内注射。对于额横纹，通常将100个单位的肉毒杆菌毒素重悬于2.5 ml的生理盐水。这类似于一支胰岛素注射器，内含溶解有4个单位肉毒杆菌毒素的100 μl溶液。以1 cm作为一段，即注射100 μl溶液。注射部位见图38-2。

副作用

肉毒杆菌毒素一般耐受性良好，但仍有严重的潜在副作用。因此，肉毒杆菌毒素只能由通过适当训练的人员在正确的环境下使用。短暂局部效应也有可能发生（注射部位肿胀和淤青）。毒素过量或注射位置不当可导致功能障碍（如嘴部失能）或毁容，特别是面部上睑下垂的风险。副作用是暂时的，通常持续3个月或更少时间。血管内注射肉毒杆菌毒素将导致瘫痪、呼吸停止和死亡。

拓展阅读

De Maio M, Rzany B (eds). *Botulinum Toxin in Aesthetic Medicine.* Berlin Heidelberg: Springer Verlag, 2007.

Gilchrest BA, Krutmann J (eds). *Skin Aging.* Berlin Heidelberg: Springer Verlag, 2006.

39 破伤风
Tetanus

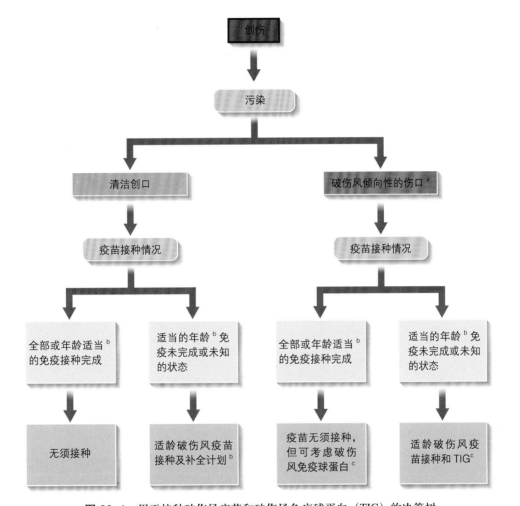

图 39-1　用于接种破伤风疫苗和破伤风免疫球蛋白（TIG）的决策树

注：[a] 表 39-1 描述了破伤风倾向的伤口。
　　[b] 年龄适当的免疫接种计划见表 39-2。
　　[c] TIG，破伤风免疫球蛋白。

表 39-1　破伤风倾向性伤口

有下列任何因素即表明"破伤风倾向性"状态
被土壤、粪便、唾液或异物污染
与穿刺、撕脱、烧伤、挤压伤或复合骨折有关
需要推迟（>6 小时）手术治疗，包括烧伤
全身性脓毒血症患者

表 39-2　年龄适当的免疫接种计划

年龄	免疫
2 月龄	原剂量 1（DTaP/IPV/Hib/Hep B）
3 月龄	原剂量 2（DTaP/IPV/Hib/Hep B）
4 月龄	原剂量 3（DTaP/IPV/Hib/Hep B）
4~5 岁	增强 1（DTaP/IPV 或 dTaP/IPV）
11~14 岁	增强 2（Td/IPV，Td，Tdap 或 Tdap/IPV）
成人	10 年内最后剂量的增强（Td/IPV，Td，Tdap 或 Tdap/IPV）

注：D，高剂量白喉；T，破伤风类毒素；aP，高剂量无细胞白喉；IPV，灭活脊髓灰质炎病毒疫苗；Hib，b 型流感嗜血杆菌；Hep B，乙型肝炎；d，低剂量白喉；ap，低剂量无细胞百日咳。

破伤风是什么

破伤风是一种细菌（即破伤风芽孢梭菌）引起的急性、危及生命的疾病。它的特点是在伤口污染和厌氧条件下破伤风芽孢梭菌生长导致的快速、渐进、严重的肌肉痉挛和僵硬。破伤风芽孢梭菌释放出一种强效神经毒素，当神经吸收时会引起突触的阻断。由于无法获得自然免疫，疫苗在预防破伤风中起着重要的作用。然而，随着时间推移，疫苗保护作用慢慢减少，意味着每 10 年需要一次增强免疫来保护。

流行病学

任何伤口都可能被污染，破伤风孢子的来源包括人和动物的肠内容物、粪便以及被其污染的土壤，动物包括有牛、羊、马、鸡、狗、猫、大鼠和豚鼠等。潜伏期约为 48 小时至几月，大多数病例发生在 14 天之内。没有接受充分预防免疫接种的个人，如儿童和 65 岁以上的成人，是高危人群。

由于广泛的疫苗接种计划，世界卫生组织（WHO）报告称破伤风发病率从 2002 年到 2011 年已下跌了 2/3，仅 10 000 例。但 WHO 也承认存在重大漏报。

临床表现

破伤风在临床上可以有局部症状或全身症状表现。

局部破伤风被视为局限于受污染伤口周围区域的肌肉痉挛。可持续数天至数周，死亡率低，约 1%。但是它可能会进展到更严重的全身性破伤风。

当脸部和颈部肌肉痉挛开始时，全身性破伤风易被鉴别诊断。通常可观察到躯干和四肢逐渐受累，痉挛可持续几分钟。当痉挛涉及并影响气管时，如喉痉挛或抽吸气，气道强直可危及生命。事实上，痉挛可能剧烈到足以损伤牙齿甚至发生骨折。额外自主神经系统的影响常表现为出汗、高血压或心律失常。影响可以持续几月，但一般在第 1 个月后有所改善。全身性破伤风死亡率在高危人群中（如婴儿、老年人和未接种疫苗者）可高达90%，所以早期诊断和治疗是至关重要的。

诊断是根据临床出现肌肉痉挛等表现，在排除其他原因后做出的，如低血钙、吩噻嗪类中毒和歇斯底里。

预防

破伤风疫苗是作为一种无细胞灭活毒素吸附在铝佐剂上的类毒素。尽管疗效接近100%，但疫苗接种 10 年后的保护作用可能不足。

疫苗接种方式为肌内注射 0.5 ml，部位通常在大腿前外侧或三角肌。

（儿童）常规接种计划

初种疗程应作为联合疫苗接种方案的一部分，如表 39-2 所示。这提供了预防白喉、破伤风、百日咳、脊髓灰质炎、b 型流感嗜血杆菌（Hib）和乙型肝炎（Hep B）的方法。如果接种过程中断，原始接种计划应恢复，但不能重复，允许 1 个月接种 1 次剩余剂量。

延迟接种计划

未接种疫苗的成年人和 10 岁或以上儿童应经历一次三剂量接种疫苗过程，使用含有低剂量白喉的破伤风疫苗。推荐使用 Td / IPV，其他选择包括 Td，Tdap 或 Tdap/IPV（表 39-2）。

破伤风免疫球蛋白（TIG）

破伤风免疫球蛋白在破伤风预防和治疗中都有使用。不是所有的伤口都需要，仅应用于考虑破伤风倾向性伤口（表 39-1）。有关破伤风预防的决定应遵循图 39-1 所示的决策树。

当给药预防时，通常给予肌内注射单剂量 250 IU（1 ml）TIG。以下情况剂量需增加到 500 IU：损伤 >24 小时；体重 >90 kg；严重污染；与感染或骨折相关。

治疗破伤风，剂量依照体重，应给予 150 IU/kg 的 TIG，在不同解剖部位肌内或静脉注射给药。大剂量甲硝唑溶液冲洗和伤口清创是必须的，同时给予解痉药物治疗。患者经常需要接受强化治疗，定期重新评估应该考虑到这种强化治疗的必要性。

TIG 还建议用于免疫功能低下的患者，无论其接种情况，他们的伤口都易发生破伤风感染。

拓展阅读

Public Health England. *Immunisation Against Infectious Disease (The Green Book)*, Chapter 30: Tetanus. London: Department of Health, 2013.

National Immunisation Office, Ireland. *Immunisation Guidelines for Ireland*. Chapter 21: Tetanus. Dublin, Ireland: Health Service Executive, 2013.

American Academy of Pediatrics. *Red Book: Report of the Committee on Infectious Diseases*, 29th edn. Illinois, USA: American Academy of Pediatrics, 2012.

40 头皮裂伤
Scalp lacerations

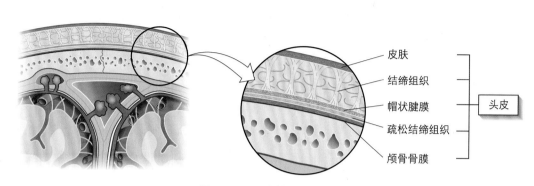

图 40-1　头皮的 5 层结构

皮肤
结缔组织
帽状腱膜
疏松结缔组织
颅骨骨膜

头皮

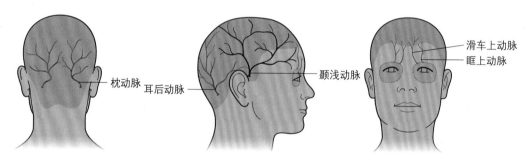

图 40-2　由 5 对动脉组成的头皮血供

枕动脉
耳后动脉
颞浅动脉
滑车上动脉
眶上动脉

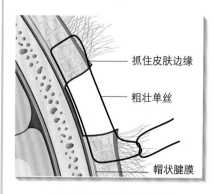

抓住皮肤边缘
粗壮单丝
帽状腱膜

图 40-3　垂直褥式缝合

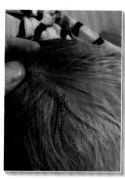

图 40-4　订皮机关闭头皮

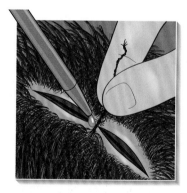

图 40-5　头发交叉固定术

引言

头皮裂伤是一种常见的头颅外伤，虽然病情大都轻微，但仍旧应该以创伤高级生命支持原则（ATLS）进行处理。由于头皮血供丰富，一旦出血不止可导致低血容量性休克；而合并严重的颅脑损伤也必须重视。

对裂伤的评估应该确定伤害的原因，从而确定潜在的损伤、创伤的时间、可能的污染和异物。检查伤口需注意以下内容：伤口长度、形状、深度、是否涉及帽状腱膜、是否潜在颅骨缺损以及伤口污染的程度。

当视诊或触诊提示存在头骨骨折，或者患者满足 2014 英国国家卫生与临床优化研究所（NICE）指南（CG176）标准，则需行头颅 CT。除非为排除头颅内存在射线无法穿透的异物，否则不必要进行头颅 X 线摄片。

另外很重要的一点，需明确患者破伤风疫苗接种情况，并适当提供预防措施。

头皮的解剖结构与神经血管分布

头皮共有 5 层结构 [皮肤（skin）、皮下结缔组织（connective tissue）、帽状腱膜（galea aponeurotica）、疏松结缔组织（loose areolar connective tissue）、颅骨骨膜（pericranium）——可记为 SCALP]（图 40-1）。帽状腱膜是一层坚实致密的纤维组织，对于美容、止血、良好的皮肤对位而言，考虑其完整性或对其进行修补是非常必要的。

头皮的血供（图 40-2）来源于 5 组动脉：其中 3 条发自颈外动脉（枕动脉、耳后动脉、颞浅动脉），2 条发自颈内动脉（滑车上动脉和眶上动脉）。因为头皮拥有极佳的血供，所以伤口感染也极为罕见。

头皮上的神经分布来源于 C_2 以及第 5 对颅神经（三叉神经）的所有 3 根分支，可以按 Z-GLASS 的缩写记忆 [颧颞神经（zygomaticotemporal）、枕大神经（greater occipital）、枕小神经（lesser occipital）、耳颞神经（auriculotemporal）、滑车上神经（supratrochlear）、眶上神经（supraorbital）]。

伤口清创的准备

伤口周围予以局部麻醉（普通利多卡因或利多卡因与肾上腺素的 1:200 000 混合液体）。先用 200 ml 生理盐水冲洗伤口，必要时伤口边缘需要仔细清洗。污染的切口需要使用 10% 的聚维酮碘液以及等渗的生理盐水进行轮流清洗。修剪毛发有利于清创，但备皮不是清创的必须步骤，除非影响伤口的缝合。毛发一旦使用标准伤口消毒液充分浸泡，往往不会附着大量细菌，通常将其梳平于伤口两侧。

无论有或没有局部注射利多卡因和肾上腺素，头皮大量出血时可通过直接加压 15 分钟使出血得到控制。如果以上方法无效，则通常需要使用头皮全层缝合进行止血，而非使用订皮机（仅起到拉合皮肤的作用）。具体可以参考图 40-3 的垂直褥式缝合。

伤口修复技术

缝合

缝合对于累及帽状腱膜的头皮裂伤最为关键。帽状腱膜上存在额肌的肌肉止点，因此当帽状腱膜裂伤范围 >0.5 cm 时，需要使用 3-0 或 4-0 的可吸收缝合线进行间断缝合，以免导致额部形成瘢痕，而这样做还可以预防帽状腱膜下感染。关闭帽状腱膜后，头皮应当再使用 4-0 可吸收缝合线或不可吸收缝合线进行水平褥式缝合或者间断缝合关闭。

订皮（图 40-4）

对于醉酒或是多发伤的患者而言，使用

快速关闭皮肤的订皮机方便易行。由于订皮仅为拉合皮肤，而非贯穿皮肤，不易使对合的组织内翻，对于未累及帽状腱膜、仅至真皮层的头皮裂伤，订皮是首选方法。皮钉的间距宜保持约 0.5 cm。建议钉皮时另一只手握有齿镊，将两侧皮肤拉合于适当位置，并保持皮缘轻度外翻后钉合皮肤。

头发交叉固定术（图 40-5）

这是一种适用于无活动性出血，且伤口长度小于 10 cm、伤口两侧头发长于 1 cm 的最佳伤口修复技术。主刀用镊子或动脉钳抓住伤口的两侧 5~15 根相对的毛发，通过单方向扭转把它们拧在一起。助手在两束毛发交叉汇聚处滴上组织黏合剂。此修复技术需保持创面干燥 48 小时。

组织黏合技术

此类方法可以作为干净、无出血、对合良好的浅表小伤口需要使用 5-0 缝合线缝合的一种代替方案。将伤口的切缘手工对合后紧密拉合，再将组织黏合剂滴在伤口一端，平稳均匀地刷向伤口另一端，并继续保持伤口拉合 30 秒后松开。围绕伤口周围椭圆形涂抹可加强黏合伤口的作用。

皮肤黏纸拉合技术

虽然皮肤黏纸对于小而浅、无张力、边缘整齐的裂伤有效，但极少使用于头皮裂伤。

头皮裂伤的护理

• 累及深层的头皮裂伤适宜在最初的 24 小时内加压包扎，防止产生头皮血肿。

• 除去人畜咬伤，大部分头皮裂伤无须经验性使用抗感染药物。

• 清创缝合后的至少 24 小时内，伤口需保持干洁。术后 7 天拆线或拆钉。

何时需要转诊

以下情况需要转诊：①当出现明显的头皮缺损，或裂伤延伸至颜面部，需要请整形外科或口腔颌面外科医师会诊时。②可能存在颅骨骨折涉及神经外科医师时。

41 异物
Foreign bodies

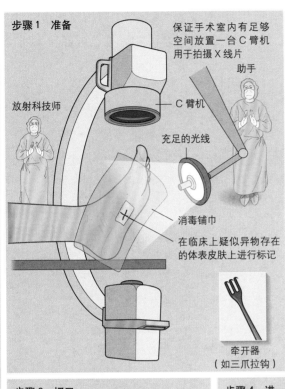

步骤 1　准备

保证手术室内有足够空间放置一台 C 臂机用于拍摄 X 线片

放射科技师

助手

C 臂机

充足的光线

消毒铺巾

在临床上疑似异物存在的体表皮肤上进行标记

牵开器
（如三爪拉钩）

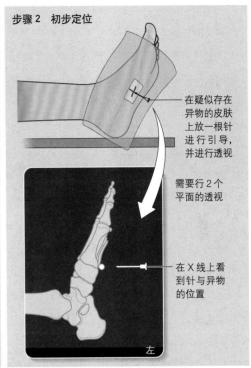

步骤 2　初步定位

在疑似存在异物的皮肤上放一根针进行引导，并进行透视

需要行 2 个平面的透视

在 X 线上看到针与异物的位置

左

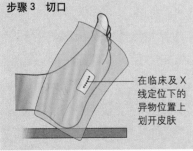

步骤 3　切口

在临床及 X 线定位下的异物位置上划开皮肤

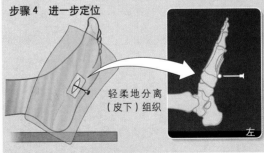

步骤 4　进一步定位

轻柔地分离（皮下）组织

再次使用 X 线，通过针尖引导明确异物深度

左

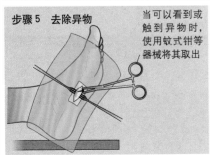

步骤 5　去除异物

当可以看到或触到异物时，使用蚊式钳等器械将其取出

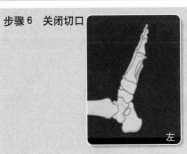

步骤 6　关闭切口

再次透视，保证无异物残留

对创面进行彻底冲洗、清创

使用如抗菌 vicryl 线关闭深层，尼龙线关闭皮肤

左

图 41-1　透视引导下的异物取出（FB）

引言

本专题主要涉及外伤伤口内异物的处理。本书外伤后异物的介绍范围不包括以下常见部位：耳、眼、食管和气管。

伤口内有异物残留时会有较明显的表现，比如伤口内刺入一颗钉子。但实际上，伤口内异物在检查时并不一定能立即被发现。因此外伤伤口需要高度怀疑存在异物残留的可能，尤其是那些发生外伤后并发伤口感染的患者。

伤口内异物的评估

病史

病史非常重要，往往可以从中得到伤口内异物残留的线索。

最为常见的异物残留往往发生于足部、手部和膝部。

当患者是一名儿童时，家长和儿童可能会告知医师，有异物进入伤口，并可以提供异物的具体信息，比如：海滩上的贝壳、玻璃等。儿童可能会出现伤口内或被损伤的机体处的物体卡顿感。

尽可能明确伤口内的异物种类，这点对于选择合适的影像学检查手段很重要，从而明确是否需通过 X 线显影异物。

所有的外伤伤口必须考虑可能存在异物，毕竟有时病史无法提供任何相关的线索。

即便病史中没有提到外伤中可能接触到的异物，也需要询问类似有无玻璃等的接触。

对于所有外伤引起的伤口，务必询问破伤风疫苗的接种情况。

值得重视的是，常常存在虽有异物残留但临床表现延迟的情况。

检查

要对伤口进行仔细检查，伤口周围的皮肤需一并检查。异物引起的肿块通常不能被触诊发现，仅偶尔可以摸到。

在施行任何形式的麻醉之前，需评估神经血管状态，以及所有外伤中肌腱损伤的情况。为了彻底检查伤口，需要进行必要的麻醉（如局麻、区域阻滞，甚至全麻），然后轻柔并彻底地冲洗伤口、仔细检查伤口。

异物的形态可能可见也可能较为隐匿。要避免挤压可见的异物，因为这会使其取出更困难。

如果探查过程中没有发现异物，或者没有高度存在异物的可能，可以在充分冲洗、查体以及影像学检查后，于急诊室关闭伤口。需告知患者伤口遗留异物的风险，以及出现症状时需复诊。异物残留但延迟出现临床表现时有发生，通常患者会出现伤口感染、蜂窝织炎或者形成脓肿。因此当外伤后出现伤口感染时，必须要考虑到存在伤口内残留异物的可能。

影像学检查

X 线是用于定位体内异物最常见的影像学方法。这可能是由于急诊科常用 X 线来确诊和定位体内异物的深度及长度。在手术室可以通过透视的方法，在取异物的过程中多角度观察。异物必须是可在 X 线下显影，才能通过 X 线或透视观察，但即便如此，当异物 <2 mm 时仍极难发现。需要注意的是，在使用存在电离辐射的检查方法前，需确保患者没有怀孕。

超声在急诊科也越来越频繁地用于异物的观察和定位。有报道称，超声针引导下的足部异物的定位，可以减小手术切口（Nwaka 等）。那些无法通过 X 线显影的异物可能可以通过超声来发现。

对于需要手术取出体内异物的稳定患者而言，术前 CT 是非常有用的，主要用于评估血管与异物的关系，明确取出异物时的风险。当异物无法在超声或 X 线下显影定位时，CT 或 MRI 是有效的。

取出体内异物

• 注意事项：在尝试取出体内异物之前，需要考虑是否有合适的器械、足够的经验以及转至合适专科医师的途径。举个例子，穿透性的刀刺伤不仅仅是一个单纯的异物，需要在手术室进行异物取出，准备适量的血制品以及拥有相关丰富经验的手术医师是很有必要的。影像学检查对于手术入路的规划是必须的。当损伤到骨骼时需要考虑骨科手术，如果损伤到肌腱则需要考虑修补手术。

如果异物较小或是较为隐匿无法在直视的情况下取出，可以在手术室使用图像增强器。儿童的异物取出需要在麻醉状态下在手术室进行。

• 知情同意：需要告知患者，即使异物被取出，仍有可能存在异物的小碎片残留于体内，并引发症状。偶尔也会存在保留异物的情况，比如当完成了足够的检查后，发现取出异物极可能会损伤周围的组织结构，且充分与患者讨论后达成了共识。

• 手术：取出异物时需尽可能地减少组织创伤，使用充分的照明、良好的体位以及最佳的手术视野。通过影像放大器或超声下的针定位方法定位异物，选择合适的手术切口。将针或血管钳放置于计划的切口皮肤上方再进行扫查。当通过对定位针的扫查，在 2 个角度的观察下明确定位良好，可以于此处做切口，并轻柔地分离组织直至异物并取出。

使用透视的情况下，异物取出后需再次在 2 个角度检查下明确。关闭切口前需使用生理盐水充分冲洗伤口。

拓展阅读

Nwawka OK, Kabutey NK, Locke CM, Castro-Aragon I, Kim D. Ultrasound-guided needle localization to aid foreign body removal in pediatric patients. *J Foot Ankle Surg* 2014; 53(1):67–70.

42 颜面部外伤与撕裂伤
Facial trauma and lacerations

区域阻滞是一种快速有效麻木正在
操作区域的方法。

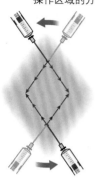 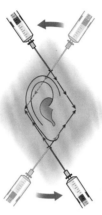

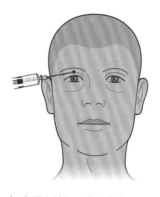 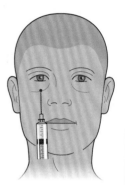

（a）如何进行区域阻滞
如图所示。于2点分别
穿刺，沿如图所示的框
边行皮下局部麻醉，从
而达到使框内范围全部
皮肤麻木的效果。

（b）对耳部进行麻
醉时，区域阻滞是一
种理想的麻醉方式。

（a）眶上神经阻滞通常作为前额
眉毛以上区域的局部麻醉方法。
眶上神经通过可触及的眶上孔穿
出颅骨。通常可以同时神经阻滞
眶上神经与滑车上神经达到前额
大面积的麻醉效果。

（b）眶下神经阻滞用
于下眼睑至上嘴唇之
间的局部麻醉。

图 42-1 区域阻滞

图 42-2 眶上神经阻滞和眶下神经阻滞

颏神经通过口内途径最容易触及。

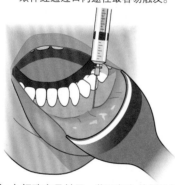

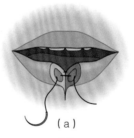 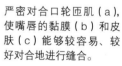 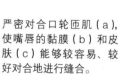

（a） （b）

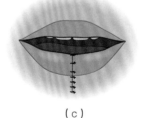

（c）

严密对合口轮匝肌（a），
使嘴唇的黏膜（b）和皮
肤（c）能够较容易、较
好对合地进行缝合。

（a）颏孔容易触及。将面颊向外侧拉伸。
通常在2个下前臼齿之间通过颏孔进针。

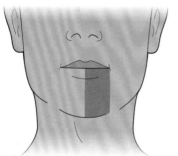

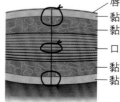 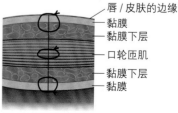

（b）（颏神经）阻滞麻醉可以覆盖同侧下
唇区域。

图 42-3 颏神经阻滞

（d）精确地估计嘴
唇的每一层面（对
合）非常重要。

唇/皮肤的边缘
黏膜
黏膜下层
口轮匝肌
黏膜下层
黏膜

图 42-4 嘴唇分层缝合

颜面部撕裂伤的评估

颜面部损伤的患者护理应当根据标准化创伤流程，以及标准化初次问诊进行。面部创伤的初步问诊应包括以下内容。

当检查存在面部损伤的患者时，检查者应警惕有无气道损伤、颈髓损伤、中枢神经系统损伤的可能。对于颌面部创伤患者的气道处理，应当在保护颈椎的前提下进行，因为 10% 的颜面部外伤患者合并颈髓损伤。尤其要注意需要进行经鼻盲插气管插管时，颜面部创伤是鼻插管的相对禁忌证，因为对于反应迟钝的患者而言，向颅内置管有潜在风险。

颜面部大出血可以通过暂时的直接手动加压进行止血。如果必须通过手术进行电凝或者结扎，则应先充分暴露手术区域，防止邻近组织结构受损。活动性的动脉出血可以通过结扎或 4-0 vicryl 线缝扎。当因出血加剧而导致直视下无法确切观察时，可先使用无菌纱布加压创面，同时将患者转运至可以轻松获得充分术野的手术室。鼻衄在颌面部损伤中最为常见，可以通过填塞法进行止血。准备一个鼻镜和一把枪状钳。使用半英寸（1 英寸 =2.54 cm）长的涂有抗生素软膏的纱布或者鼻棉条。将半英寸长的纱条蘸肾上腺素（1:200 000）后插入鼻腔。纱条尾部需留置于鼻腔外，将纱条沿鼻腔底部，先向后方再向下方插入鼻腔直至到达其顶部。市面上买到的鼻塞也可以使用。将这种鼻塞插入鼻腔后，径直向后、平行于鼻腔底部。如果出血部位在鼻腔后方，则也会需要一根 Foley 导管，插入后需将其球囊充盈，以阻止流出的血液至口咽部，使出血向前流出，因此鼻腔前方也需填塞纱条。当使用鼻腔填塞后，患者需尽快开始使用预防性抗生素，防止链球菌感染引起的中毒性休克综合征，并尽可能快地取出填塞纱条。如果出现出血较难控制的情况，介入栓塞是一种有效方法。

中枢神经系统

严重的颜面部创伤通常与多种形式的脑部创伤相伴随。大部分颜面部创伤的患者需行 CT 以排除头部和颈髓损伤。

颜面部损伤的进一步评估

颜面部损伤需检查以下方面：

• 皮肤及软组织。

• 骨质结构。

○ 存在可能提示面部骨骼骨折的临床特点：骨骼畸形、疼痛，局部压痛，尤其是颊部或颧骨处可扪及的异常。

○ 颅骨底部骨折的体征。

ⅰ. 耳后瘀斑征（乳突挫伤）。

ⅱ. 鼓室积血。

ⅲ. 浣熊眼（眶周瘀血）。

ⅳ. 脑脊液耳漏和脑脊液鼻漏。

• 眼部。

○ 15%~20% 的颜面部较大创伤的患者合并影响视力的损伤，应当放低需正式眼科检查的指征。

○ 视诊有无结膜下出血、眼球移位、眼睑裂、前房积血——前房下层血液分层。当出现眼内压升高可能时需要请眼科急会诊。

○ 评估视力、视野、眼球活动、瞳孔、视神经功能以及眼底情况。

○ 泪器：因大量流泪而导致的损伤。

○ 眶上缘疼痛、牙痛或可扪及的异常。

• 鼻部与鼻通道。

○ 检查有无鼻中隔偏曲、鼻中隔血肿或鼻部分泌物的依据。

• 耳部。

○ 视诊有无出血。

• 口腔，牙列与咬合。

○ 口腔内撕裂伤。

○ 咬合不正。

○ 牙齿松动或断裂。

○ 上颌骨牙弓或牙槽骨移动。

- 神经功能评估。

○ Glasgow 昏迷量表（GCS）评估。

ⅰ. 运动反应。

ⅱ. 语言反应。

ⅲ. 睁眼情况。

○ 12 对颅神经的评估。

ⅰ. 尤其注意三叉神经（V）和面神经（Ⅶ）。

ⅱ. 三叉神经：感觉及运动神经，其感觉支在颜面部分为眼神经（V_1）、上颌神经（V_2）以及下颌神经（V_3）。

ⅲ. 面神经：感觉及运动神经。其五大分支分别是：颞支、颧支、颊支、下颌缘支、颈支。

病史记录

在病历本中应当绘制患者受伤的草图。并在拍照记录伤口情况前签署同意书。在检查伤情时应记录清楚查体结果，这对之后的法医学报告特别重要。切记一点，术前未被记录的损伤可能在术后被归咎于手术。

颜面部撕裂伤的处理

伤口应当尽快清理，并且尽可能在处理的过程中优化伤口的外观情况，理想状态下是在受伤后的 24 小时内关闭伤口。为了充分观察伤口、充分清洗和修复伤口，伤口需要充分麻醉，比如 1% 利多卡因与 1:200 000 肾上腺素（±8.4% 碳酸氢钠，即麻醉药物与碳酸氢钠以 9:1 的浓度配置）通过 25G 或 27G 针头注入（皮下）。颜面部较大量的局部麻醉，可能会导致正常解剖的扭曲，从而为重建伤口增加难度。因为这个原因，颜面部的麻醉首选区域阻滞（图 42-1）、局部神经阻滞（图 42-2 和图 42-3）或是全麻。一旦充分麻醉，伤口将被彻底清创：外科肥皂外涂

后使用外科手术刷温和刷洗伤口。当创面大体洁净后，需要使用大量生理盐水进行冲洗。

必须取出所有的异物碎片。清除所有坏死的、没有生机的、碎裂的组织。使用手术刀切除碎裂的组织。伤口边缘组织新鲜将利于最终容貌的美观。当伤口充分清洗、清创后就立即关闭。最重要的保证瘢痕美观的方法是，精确地对合真皮深层。

真皮深层的缝合是缝合颜面部伤口最重要的步骤。需要使用单股、可吸收缝合线以减少伤口感染的风险。缝合线旨在保证伤口愈合期间有足够的拉力拉合组织。常见用于缝合真皮深层的缝合线是聚卡普隆 25（monocryl，Ethicon）。

当真皮深层缝合良好后，有助于更精准地对合伤口皮缘，保持皮缘外翻。这会使伤口愈合后拥有更好的外观。颜面部皮肤缝合通常使用尼龙缝合线或聚丙烯缝合线（5-0 或 6-0 线）进行单纯间断缝合。非可吸收缝合线在术后 5~7 天予以拆线，以减免瘢痕。

另外一种可选用的关闭皮肤的方法是，通过皮下使用聚卡普隆 25 缝合后，可使表皮保持完全关闭对合。

耳部创伤的处理
耳廓血肿

视诊需观察耳部是否有出血。如果有，则需要将血肿引流，在无菌操作下，使用手术刀切开血肿上方皮肤，或者用 18 G 的针头进行抽吸，以防止因对耳廓软骨加压而继发的反应性软骨生成。

予以加强换药，保持引流，防止出血再次积聚于耳廓内。

耳部裂伤合并耳廓软骨缺损

充分清洗裂伤处。在面对耳部清创时，组织切除需相对保守，要避免耳廓软骨外

露，务必保证软骨表面存在皮肤，以防止软骨炎发生。通常使用不可吸收缝合线（6-0尼龙线或者聚丙烯线）进行对合及关闭皮肤和局部软骨膜的小缺损。

患者应当使用局部抗生素软膏，每天2次，以及预防性使用口服抗生素5天。当伤口出现血肿时应及时复诊。

眉弓裂伤的处理

无须刮眉毛。在无菌操作下，进行充分的清洗和清创。

对每一层进行分别对合关闭。深层需使用可吸收缝合线（5-0聚卡普隆或者聚糖乳酸910）。缝合皮肤使用聚丙烯（5-0或6-0线）。关闭皮肤时严密对齐眉部的组织很关键。

唇部裂伤的处理

唇撕裂伤的处理需要准确地重对合损伤组织的结构，尤其是唇红和皮肤的交界处，以及人中凹和唇上弓处。这些解剖标志在局部麻醉注射前需要特别重视、小心对合，因为在注射（形成皮丘）后局部组织会水肿变形。即使当唇红的对合出现1 mm的偏差时，在普通的对话距离间依旧明显可见。唇红边缘使用6-0尼龙线或聚丙烯缝合线对合后缝合，其余皮肤也使用类似材料关闭。

当出现唇部全层裂伤，包括肌肉层（图42-4）时，需仔细对合每一层。口轮匝肌必须使用3-0或4-0缝合线（聚卡普隆25或聚糖乳酸910）仔细再对合后缝合。

唇部黏膜，包括唇部皮肤，使用3-0或4-0聚糖乳酸910缝合线缝合（或者可吸收缝合线）。

拓展阅读

Sitzman TJ, Hanson SE, Alsheik NH, et al. Clinical criteria for obtaining maxillofacial computed tomographic scans in trauma patients. *Plastic and Reconstructive Surgery* 2011; 127: 1270–1278.

Gassner R, Tuli T, Hachl O, Rudisch A, Ulmer H. Cranio-maxillo-facial trauma: a 10 year review of 9 543 cases with 21 067 injuries. *Journal of Cranio-maxillo-facial Surgery: Official Publication of the European Association for Cranio-maxillo-facial Surgery* 2003; 31: 51–61.

Shetty V, Dent DM, Glynn S, Brown KE. Psychosocial sequelae and correlates of orofacial injury. *Dental Clinics of North America* 2003; 47: 141–157, xi.

Hollier L Jr, Kelley P. Soft tissue and skeletal injuries of the face, in: Thorne CH, Aston SJ, Bartlett SP, Gurtner GC, Spear SL (eds) *Grabb and Smith's Plastic Surgery*, 6th edn. Philadelphia: Lippincott Williams & Wilkins, 2007.

43 手外伤
Hand injuries

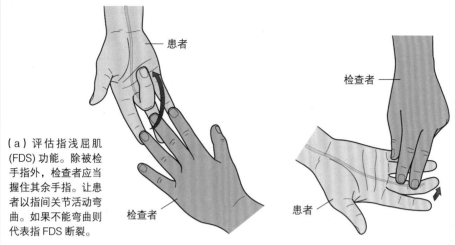

（a）评估指浅屈肌（FDS）功能。除被检手指外，检查者应当握住其余手指。让患者以指间关节活动弯曲。如果不能弯曲则代表指 FDS 断裂。

患者

检查者

检查者

患者

（b）指深屈肌（FDP）的分离试验由检查者将中节指骨保持在完全伸展状态下进行，然后让患者主动弯曲远节指骨。不能主动弯曲远节指骨提示 FDP 被切断。

图 43-1　手屈肌腱检查

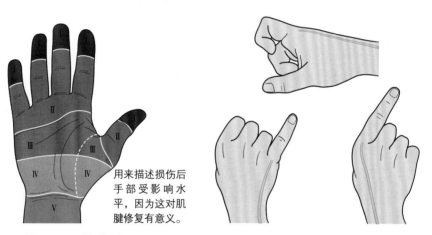

用来描述损伤后手部受影响水平，因为这对肌腱修复有意义。

图 43-2　手屈肌区

图 43-3　手伸肌腱检查

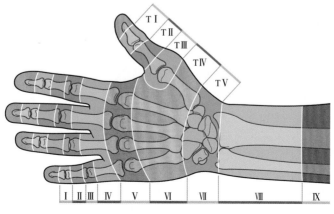

图 43-4　手伸肌区

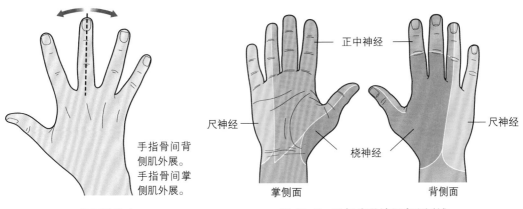

手指骨间背侧肌外展。手指骨间掌侧肌外展。

图 43-5　骨间肌检查

图 43-6　手部感觉神经支配区域

表 43-1　指屈肌腱检查（图 43-1 和图 43-2）

指屈肌腱		
肌腱	附着点	功能
拇长屈肌（FPL）	拇指远节指骨底	拇指指间关节屈曲（IPJ）
指深屈肌（FDP）	2~5 指远节指骨底	远端指间关节屈曲（DIPJ）
指浅屈肌（FDS）	中节指骨底	近端指间关节屈曲（PIPJ）
尺侧腕屈肌（FCU）	豌豆骨和钩骨	手腕屈曲外展
桡侧腕屈肌（FCR）	第二掌骨和第三掌骨底	手腕屈曲外展

表 43-2　指伸肌腱检查（图 43-3 和图 43-4）

指伸肌腱		
肌腱	附着点	功能
伸肌室 1		
拇长展肌（APL）	拇指掌骨底	拇指与手掌呈 90° 外展
拇短伸肌（EPB）	拇指近节指骨底	拇指与手掌呈 90° 外展
伸肌室 2		
桡侧腕长伸肌（ECRL）	第二掌骨基底	腕关节伸展与桡骨偏移
桡侧腕短伸肌（ECRB）	第三掌骨基底	腕关节伸展与桡骨偏移
伸肌室 3		
拇长伸肌（EPL）	拇指远节指骨底	拇指伸展
伸肌室 4		
指总伸肌（EDC）	2~5 指中、远节指骨底	2~5 指的掌指关节（MCPJ），近端指间关节和远端指间关节伸展
示指伸肌（EIP）	2 指中节、远节指骨底	2 指的掌指关节，近端指间关节和远端指间关节独立伸展
伸肌室 5		
小指伸肌（EDM）	5 指远、中节指骨底	5 指的掌指关节，近端指间关节和远端指间关节伸展
伸肌室 6		
尺侧腕伸肌（ECU）	第五掌骨基底	腕部伸展及尺侧偏斜

表 43-3　手内附肌

肌腱	附着点	功能
拇短展肌（APB）	拇指近节指骨底	拇指外展
拇对掌肌（OP）	拇指掌骨桡侧	拇指伸直与小指相对
拇短屈肌（FPB）	拇指近节指骨底	拇指屈曲
拇收肌（ADP）	拇指近节指骨底	拇指内收向第二掌骨
蚓状肌	伸肌结构	掌指关节的屈曲和指间关节的伸展
骨间掌侧肌	2~5 指伸肌扩张	2、4、5 指内收至中线
骨间背侧肌	2~5 指伸肌扩张	2~5 指外展远离中线
小指展肌（ADM）	小指近节指骨底	5 指外展
小指对掌肌（ODM）	第五掌骨尺侧	小指伸直与拇指相对
小指屈肌（FDM）	小指近节指骨底	5 指屈曲

评估

需要在病史中明确的重要特征包括年龄、优势手、职业和爱好、吸烟史、损伤发生时间、损伤机制、症状和运动功能障碍。

检查

手部检查的原则是：

• 检查：伤口状态（位置、类型、形状）、皮肤色泽、瘢痕、畸形、渗出物、软组织损害。

• 触诊：温度、肿胀、触痛、畸形、脉搏、感觉。

• 运动评估（确保患者在运动评估前得到足够镇痛）：首先评估主动运动，然后评估被动运动。记录主动运动范围（AROM）和被动运动范围（PROM），并注意存在的缺陷（图 43-1~ 图 43-5）。

• 稳定性评估：检查者用双手扶住被查关节的近端和远端。检查者轻轻地扭动关节，以压迫稳定关节的韧带。评估关节处松弛可能提示韧带损伤。

• 神经评估：评估感觉和运动功能。对于运动功能，必须仔细检查桡、正中、尺神经（图 43-6）。

快速运动神经检查：

○ 桡神经：拇指的伸展运动。

○ 尺神经：让患者交叉手指（骨间肌功能）。

○ 正中神经：返支，拇指掌侧外展；骨间前支，用拇指和示指做"OK"手势。

感觉神经检查：检查神经的感觉分布，包括正中神经、桡神经和尺神经。

指神经：每个手指都有桡、尺两侧指神经。手指的一侧边缘与未受伤的手指相比感觉减弱提示同侧指神经损伤。

• 血管评估：这依赖于视诊（白色变色动脉供血不足，蓝色和充血表明静脉功能不全）。Allen 试验是一种确定手的血液供应情况并判断掌弓血液的支配和是否通畅的有效检查方法。

Allen 试验操作方法：

i．要求患者握紧拳头。

ii．然后，通过压迫手腕部对桡、尺动脉施加闭塞性压力。

iii．接着让患者张开手。缓慢释放尺

动脉侧压力。观察手部颜色恢复时间。这可以用来验证尺动脉是否通畅。正常情况颜色恢复 <5 秒。

ⅳ. 再次重复步骤 ⅰ 和 ⅱ。然后从桡动脉侧释放压力评估桡动脉的通畅情况。同样正常情况应 < 5 秒。

• 体表检查：检查患者的皮肤、头发和指甲。

治疗

手外伤治疗的一般原则

• 千万不要盲目地夹住出血血管，因为神经通常靠近血管。

• 掌侧指动脉撕裂伤的动脉出血可提示神经损伤（指神经位于动脉表面）。

怀疑手部结构受到损伤，需要在手术室进行正式检查和修复。

如果现场无法提供手外科会诊，那么最好在患者治疗的早期与手外科中心联络。

• X 线检查——确保没有骨折或异物存在。需要 2 个方向的视图（通常是前后位和侧位）。

• 让患者保持禁食。

• 预防性使用抗生素（通常是广谱抗生素）。

• 破伤风预防。

• 在正式手术开始前，先用生理盐水冲洗伤口，再用敷料临时盖住伤口。

手指截肢的处理

切勿把断指直接放在冰上。切断的手指应用盐水浸泡的纱布包裹，放入袋内。再将这个袋子放入另一袋冷盐水里。立即与当地手外科中心联系，安排紧急复查。

指神经

如果受伤少于 2 周且伤口干洁，受伤神经应采用一期修补术。神经修复需要放大组织（放大镜或显微镜）。指神经的神经外膜修复术是用 8-0 或 9-0 尼龙缝合线以最小张力缝合。手术后包扎伤口、抬高患肢并固定手指。由于神经退行性改变，所以在第 4 周后神经才会以 1 mm/d 的速度再生。

肌腱

大多数肌腱撕裂需要修补。一般情况下，屈肌腱用核心缝合（例如改良的 Kessler 技术）加表外缝合以提供额外的修复强度。伸肌腱经常可以在急诊室修复。水平褥式缝合（3-0 或 4-0 聚二氧六环酮）通常是最合适的。

血管

直接压迫和抬高肢体。如果可以的话，损伤血管的最佳修复时间应在 6 小时之内。重要的是要记住，血管损伤通常伴随有神经损伤，因为它们位置邻近。

固定

应用固定物的时候，需要保护伤口。对于屈肌表面修复，应用背侧封闭夹板。为伸肌表面修复，应用掌侧静止夹板。

当手需要被固定时，应在"安全位置"。这样可以减轻肌肉僵硬，有益于康复。这种"安全位置"包括：

• 指间关节伸展。

• 掌指关节屈曲至 60°。

• 腕关节伸展度小于最大角度 10°。

• 拇指掌侧外展。

拓展阅读

Berger RA, Weiss APC (eds). *Hand Surgery* (Volumes I & II). 1st edn. Philadelphia: Lippincott Williams & Wilkins, 2004.

Seiler JG (ed.). *Essentials of Hand Surgery. American Society for Surgery of the Hand*. Philadelphia: Lippincott Williams & Wilkins, 2002.

Thorne CH, Beasley RW, Aston SJ, et al. (eds). *Grabb and Smith's Plastic Surgery*. 6th edn. Philadelphia: Lippincott Williams and Wilkins, 2007.

44 创伤评估
Trauma assessment

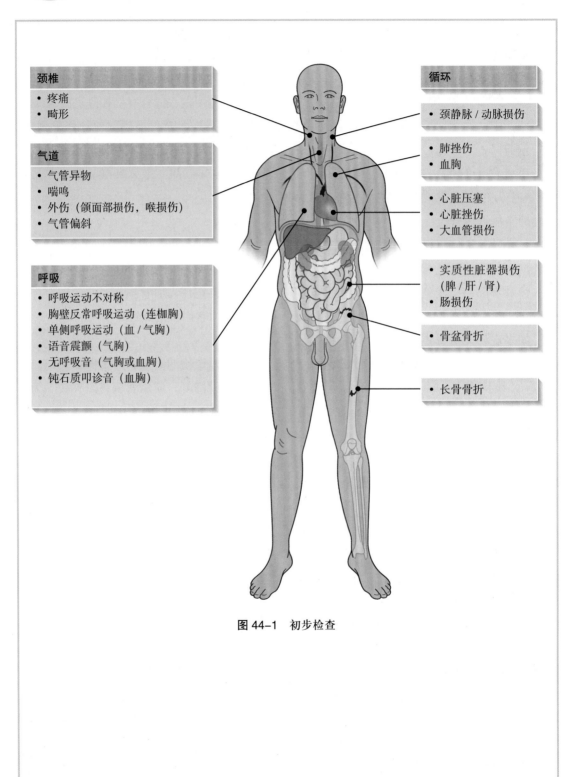

颈椎
- 疼痛
- 畸形

气道
- 气管异物
- 喘鸣
- 外伤（颌面部损伤，喉损伤）
- 气管偏斜

呼吸
- 呼吸运动不对称
- 胸壁反常呼吸运动（连枷胸）
- 单侧呼吸运动（血 / 气胸）
- 语音震颤（气胸）
- 无呼吸音（气胸或血胸）
- 钝石质叩诊音（血胸）

循环
- 颈静脉 / 动脉损伤
- 肺挫伤
- 血胸
- 心脏压塞
- 心脏挫伤
- 大血管损伤
- 实质性脏器损伤（脾 / 肝 / 肾）
- 肠损伤
- 骨盆骨折
- 长骨骨折

图 44-1　初步检查

损伤机制

以下情况需考虑存在严重创伤：

道路交通事故

- 人被抛出车外。
- 车辆侧翻。
- 方向盘造成的损伤。
- 车辆乘客区域的重大损害。
- 车辆与行人或自行车发生碰撞。
- 高速汽车碰撞（>30 km/h）。
- 摩托车碰撞（骑手与车分离）。
- 同一车辆的乘员死亡。

其他

- 高于 3 m 处跌落。
- 妊娠。
- 年龄＜5 岁或＞55 岁。
- 有重大意义潜在疾病（心脏或肺部疾病、糖尿病、出血性疾病、抗凝药、免疫抑制）。
- 严重伤害。

如果符合这些标准，就应该怀疑存在严重损伤。

初级检查

初级检查的作用是评估患者是否有危及生命的损伤。系统的检查方法可以减小错漏潜在致命伤的风险（图 44-1）。

颈椎

所有受到钝挫伤的患者都应考虑存在颈椎损伤的可能。

在评估颈椎损伤以前应进行三步式颈部固定（套上颈托，头部支撑，固定）。

颈椎的非影像学检查只适用于对神智清楚、非醉酒、无沟通障碍的患者施行。

存在其他危险的情况下，颈椎检查需要推迟，直到确定患者处于安全的情况下方可进行检查。

颈椎影像学评估应进行三维视图：水平线束侧位、前后位、开放性视图评估耳突。

图像的关键点在于显示 C_7 和 T_1 关节之间影像。如果平片不能满足，则需进行计算机断层扫描（CT）。

关键点

用简单的问题快速评估意识、气道和呼吸的水平，例如：

- 你的名字叫什么？
- 你呼吸有困难吗？
- 你感到疼痛吗？
- 你能感觉到你的脚趾吗？

A Airway 气道

检查上呼吸道阻塞情况（必要时用手指清除或抽吸清除）。

如果患者无法正常呼吸：
- 抬头举颏法打开气道。
- 鼻咽或口咽气道。

终末气道：
- 气管导管。

手术气道（面部创伤，上气道断裂，无法插管）：
- 环甲膜切开术。

B Breathing 呼吸

- 补充氧气。
- 评估呼吸频率。
- 观察胸廓运动是否对称。
- 观察气管位置（中央或偏斜）。
- 监测血氧饱和度。

C Circulation 循环

外伤性低血压最常见的原因是出血。
- 评估脉搏频率和血压。

由于代偿性血管收缩和心动过速，年轻患者一开始可能不会出现血压下降，但当出现明显出血时就可能出现血压下降。

• 需要足够的静脉通路，甚至有两路静脉补液套管。

• 首先补充等渗晶体液。

• 送血交叉配型，纤维结合细胞检验，凝血检查。

▗ 在快速出血时，血红蛋白不会立即下降，这样可能会误导医师。

D Disability 意识

可以通过 AVPU 量表评定：

• A——警觉，适当地回应声音，服从命令。

• V——对声音做出一些回应。

• P——疼痛，仅对疼痛刺激做出反应。

• U——对疼痛无动于衷。

• 本阶段还应观察包括毛细血管血糖和瞳孔反射。

▗ 正式的意识评估（Glasgow 昏迷量表）可以稍后进行。

E Exposure 暴露

• 充分暴露患者以评估骨损伤或出血部位。

45 心理社会因素
Psychosocial considerations

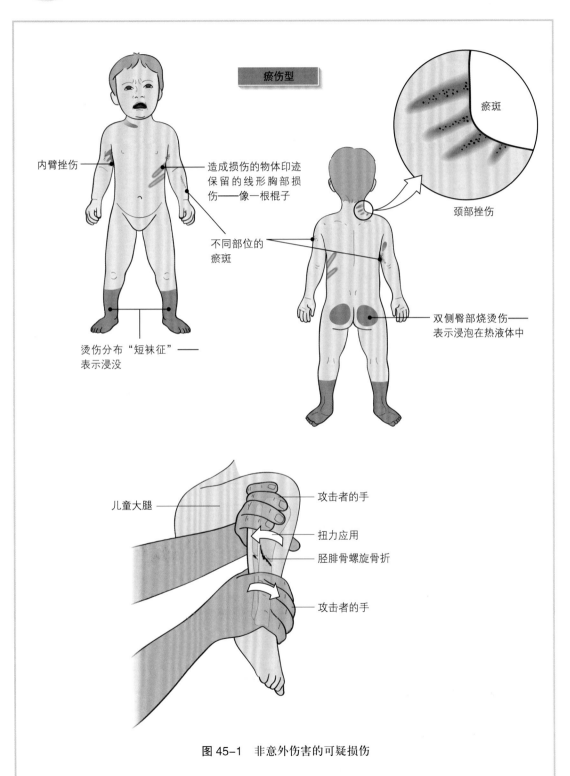

瘀伤型

瘀斑

颈部挫伤

内臂挫伤

造成损伤的物体印迹
保留的线形胸部损
伤——像一根棍子

不同部位的
瘀斑

双侧臀部烧烫伤——
表示浸泡在热液体中

烫伤分布"短袜征"——
表示浸没

儿童大腿

攻击者的手

扭力应用

胫腓骨螺旋骨折

攻击者的手

图 45-1　非意外伤害的可疑损伤

家庭暴力

家庭暴力是在家庭环境下伤害或虐待他人的行为。

考虑涉及家庭暴力的因素有：

• 清晨急诊部经常会出现面部或轴索损伤的患者。

• 出现在医院正常的就诊区外。

• 轻微损伤机制引起的严重结果（如跌倒后鼻骨粉碎性骨折）。

• 造成损伤物体的痕迹（钝器，如腰带或棍子）。

• 防御性损伤——孤立性尺骨骨折，远端上臂挫伤，背部或臀部挫伤。

通常，家庭暴力受害者隐瞒了他们受伤的真正原因。与之建立信任的关系是很重要的。

这些创伤患者应私下就诊，在不受干扰的前提下，让紧张的患者有信心与医师交谈。家庭暴力的其他危险因素包括：社会低收入的人群、酗酒和滥用药物的受害者或施暴者、孕妇。

询问家庭暴力时的主要问题有：

• 你在家里感到安全吗？

• 当你和你的伴侣意见相左时会发生什么？

• 还有谁住在你家里？还有哪些成年人可以进入你的家？

• 你认为你的孩子在家里害怕吗？

• 我注意到你在回答之前会和你的搭档确认一下，是担心你会说错话吗？

处理家庭暴力的方法

尽早联系上级医师，并在医学记录中仔细记录患者的各个方面。向受害人提供帮助，如紧急避难所、医院和社区社会工作者，以及家庭暴力受害者保护团体。鼓励所有家庭暴力受害者向警察报案。

蓄意自我伤害

蓄意自我伤害（简称"自伤"）是指不顾明显可见危险后果的自我服毒或伤害行为。而这经常被用来形容那些没有自杀企图的自伤者。虽然自伤并不是企图自杀，但长期的自伤增加了自杀的风险。

蓄意自伤与以下因素有关：

• 情绪不稳定（边缘型）人格障碍。

• 儿时遭遇性虐待或身体虐待。

• 强迫症（OCD）。

• 因过度节食而导致的进食障碍。

蓄意自伤具有强烈的男女比例差异（1:4）。

许多自伤者竭尽全力掩饰他们的伤害。蓄意自伤的患者常说自伤能缓解压力，并能在一些无法忍受的情况下进行自控。

蓄意自伤的典型模式

• 用刀片、玻璃或小刀将前臂和大腿的内侧横向切开。

• "雕刻"——将文字或符号刻画在皮肤上。

• 阻碍伤口愈合（强迫性皮肤搔抓症）。

• 拔毛（拔毛狂）。

• 过量服药。

处理

• 告知创伤是患者自己造成的。

• 不要批评或责怪那些自伤的人。

• 提供精神或心理帮助。

• 小心处理伤口，并对如何避免留疤给予指导。因为自伤留下的瘢痕会在以后生活中成为一种刺激。

进一步治疗

• 安排对所有严重自伤者进行心理健康评估，最好在同一天进行。

• 确保初级护理人员明白患者的表述。

• 有自知力的患者可以拒绝去看精神科医师，但需要被告知这样做的风险（9 年内自杀的风险为 5%）。

儿童非意外伤害

非意外伤害是指一个人故意对另一个人实施的任何身体暴力。然而，这个术语主要用来描述对于儿童的身体暴力。

关键实践点

儿童非意外伤害事件不易被发现，而且上报少。许多国家要求所有医护人员实行强制性报告（制定相关法律）。这是一个复杂的实践领域，对儿童和医护人员都有着潜在的巨大影响。在做任何决定前应先联系上级医师。任何怀疑有非意外伤害的儿童（图 45-1）不应离开医院，应由资深临床医师进行检查，直到确认孩子离开及所去地方安全。如果对出院后孩子的安全有任何怀疑，应在必要时通过紧急护理令将儿童留在医院，直至充分调查后确保儿童得到保护。

可疑儿童非意外伤害的因素

• 任何无法解释或解释不清的伤害。

• 轻微损伤机制所造成的严重结果（例如，一名简单摔倒的幼儿却有股骨骨折）。

• 病史描述不停变化，或不同家庭成员病史描述不一致。

• 与儿童发育年龄不一致的损伤（如 10 个月内尚未行走的婴儿发生胫骨骨折）。

• 延迟送诊（超过 24 小时）。

烧烫伤

• 涉及不常见的身体部位（脚掌、背部、双手背、臀部）。

• 对称烧伤。

• 手套征和袜子征。

瘀伤

• 涉及不常见的身体部位（内侧臂、面部、前颈部、腹部或腹股沟）。

• 特别印迹（平行的线形瘀伤提示棍棒伤，还包括齿痕、手印）。

拓展阅读

When to suspect child maltreatment; NICE Clinical Guideline (July 2009).

Protecting children and young people: The responsibilities of all doctors; General Medical Council, 2012.

Children First: National Guidance for the Protection and Welfare of Children. Government Press Office, Republic of Ireland (2011).

46 脓肿切开引流术
Incision and drainage of abscesses

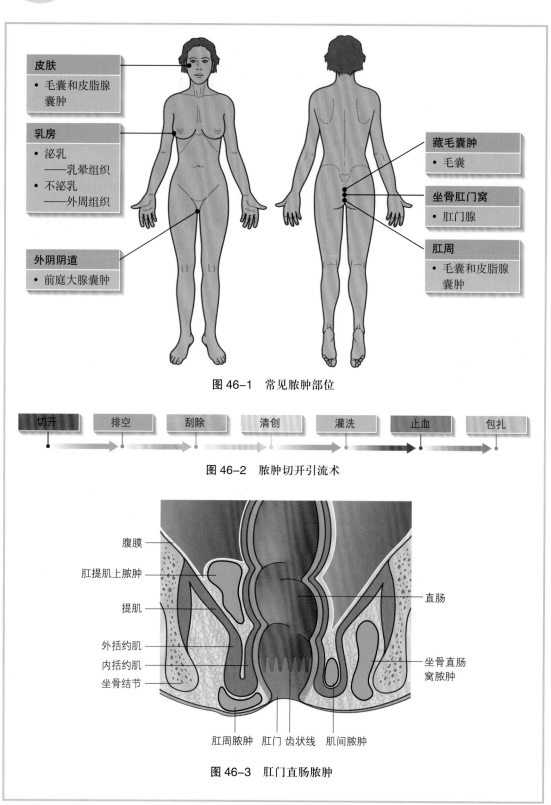

皮肤
- 毛囊和皮脂腺囊肿

乳房
- 泌乳
 ——乳晕组织
- 不泌乳
 ——外周组织

外阴阴道
- 前庭大腺囊肿

藏毛囊肿
- 毛囊

坐骨肛门窝
- 肛门腺

肛周
- 毛囊和皮脂腺囊肿

图 46-1 常见脓肿部位

切开 → 排空 → 刮除 → 清创 → 灌洗 → 止血 → 包扎

图 46-2 脓肿切开引流术

腹膜

肛提肌上脓肿

提肌

外括约肌

内括约肌

坐骨结节

直肠

坐骨直肠窝脓肿

肛周脓肿　肛门　齿状线　肌间脓肿

图 46-3 肛门直肠脓肿

脓肿的定义

脓肿是指脓液在空腔内的局部聚集。脓肿发生是由于化脓性感染的炎症反应，其中身体组织作为隔墙防止感染性物质传播。脓胸则不同，脓在已经存在的腔中逐渐积累而不是在新形成的腔。脓肿可能是浅表的，也可能是深处的。它们不总是在原发感染部位发展，也可能发生在远端，称为"转移脓肿"，通过血液、淋巴液或脓毒血症传播。

病因

大多数脓肿都含有细菌，只有5%是无菌的。局部脓肿的微生物学和病因与它们的解剖位置有关，通常是由自然菌群产生的（图46-1）。脓肿形成、发展的危险因素包括静脉用药、糖尿病、免疫系统受损、炎症性肠病（肛门直肠脓肿）、异物和手术切口。

临床特征

脓肿的典型症状是：
- （发炎、毛细血管扩张时）皮肤变红。
- 肿块（肿胀）。
- 痛苦（疼痛）。
- 灼热（温度）。
- 功能丧失。

全身症状包括反复发热、全身不适、白细胞增多。如果不进行治疗，脓肿有自发地向最近的上皮表面发展的倾向。表面可见的称为"脓点"，并导致脓肿排出其内容物。如果最初的刺激物被排出，脓肿可以愈合，否则慢性脓肿可能发展成窦道，间歇性地发生肿胀、流脓。

处理

简单的原则：如果有脓液，就把它排出来。浅表脓肿可在局部麻醉下切开，而深部脓肿则需要全身麻醉下的手术引流。肛门直肠脓肿通常应在全身麻醉下进行处理，以便检查潜在原因。体内的脓肿可能需要经皮穿刺引流，在影像引导下或通过手术。

抽吸

通常用于治疗乳房脓肿，这种技术仅适用于脓肿内容物是液体的情况。在局部麻醉下插入一个大口径的针头进行脓液抽吸。可能需要超声引导和反复多次抽吸来治疗脓肿。

切开引流（图46-2）

患者应选择恰当的体位以确保充分暴露（例如，肛门直肠脓肿患者应该采取截石位）。切口应在脓肿波动最明显处。重要的是掌握操作区域的解剖结构，以避免损伤重要的组织，例如肛门直肠脓肿中的肛门括约肌、腹股沟脓肿的大血管。只要有任何怀疑脓肿可能会牵扯到大血管的情况，都应该影像学检查以排除假性动脉瘤可能。应仔细探查和排空空腔内部，脓液标本需送检进行培养。将腔壁破坏，通过清创术刮除坏死组织。然后用生理盐水彻底冲洗空腔。一定要清除任何可能导致脓肿形成的异物。确保脓腔连续引流，因此，必要时，应使用椭圆形或十字切口进行去顶。不缝合伤口，将其敞开促进肉芽组织的产生以及空洞愈合。为了保证空腔维持在敞开状态，我们可以填塞不可吸收的带状材料。需要定期更换直到空腔闭合，所以最初的切口需要足够大以应对这种情况。当涉及住院时间短的患者，比如在术后24~48小时内，初次换药可能由社区的医疗人员或换药护士执行。手术并发症包括疼痛、引流不畅、蜂窝织炎、复发、伤口愈合不良导致瘢痕。

抗生素

由于脓肿壁对抗生素的不透水性，单独

外科小手术

使用抗生素治疗脓肿通常是困难的。抗生素可能有助于减少炎症、限制脓肿进一步扩大和消毒脓液，形成一个无菌脓肿，一个"抗生物素瘤"。引流术后不需要常规使用抗生素，除非有持续的全身或局部感染。

肛门直肠脓肿

大多数肛门直肠脓肿起源于感染的肛门腺，发生在括约肌间隙。通过脓液来源的部位对脓肿进行分类（图46-3）：

- 黏膜下——非常疼痛，由于肛门内的感染而发生在肛管内。
- 肛周——这些是最常见的，脓肿聚集于皮下。通常由皮肤菌群产生。分离出肠球菌暗示了与肠道的潜在联系。
- 坐骨直肠——发生在坐骨直肠窝内，是马蹄形脓肿最常发生的部位。脓液在肛管周围做圆周流动。
- 肛提肌上——肛门提肌上方是发生脓肿最罕见的部位，通常是腹部或盆腔感染的并发症。
- 括约肌间——这些往往被忽视，因为它们处于深层位置，产生的症状为非特异性。

脓肿的位置决定其临床表现：

- 剧烈疼痛。
- 直肠流脓或出血。
- 浅表肿胀和红斑（肛周/直肠）。
- 触诊直肠/阴道肿胀（肛提肌）。
- 发热和腹股沟淋巴结肿大。

患者通常因疼痛无法进行直肠指诊，所以需要在全身麻醉下行乙状结肠镜检查以排除其他病变。作为初学者，你永远不要着急试图探查或打开任何窦道或瘘管，应寻求高年资医师帮助。

化脓性汗腺炎

一种慢性皮肤病，它的特点是大汗腺感染，通常会影响腋窝和腹股沟。化脓性汗腺炎有单发脓肿，有需要切开引流的多发性慢性复发性脓肿，也有连接窦道和瘢痕的局部皮肤区域脓肿（需要缝合线缝合或广泛的手术切除或植皮）。抗生素的长期使用可诱导缓解和减少疾病发作。新的实验性方法与生物治疗已被发现。如怀疑该诊断，可考虑皮肤科的转介治疗。

47 并发症
Complications

背景

任何类型的手术都有可能产生并发症，重要的是减少并发症对患者预后的影响。

关键在于尽可能预防并发症的发生，并应对潜在的并发症做好准备，一旦发生，应及时、专业地进行处理。

- 预防：
  - 注意术前准备和人为因素，以确保手术部位正确和避免"永不发生事件"。
  - 良好的设施——确保充足的照明、规范的设备和流程体系，以减少错误。例如，术前、术后清点拭子等。
  - 细致的手术技术——实现止血和最小化组织创伤。
  - 对护理人员、手术团队、基层护理团队 / 全科医师和患者本人给予明确的术后指导建议。
- 术前准备：
  - 确保术前准备妥当，足够应付术中并发症。
  - 有术后并发症的应对流程和规范化方案。
  - 知情同意，确保患者了解可能出现的并发症，并告知患者相关并发症干预计划。确保患者知道注意事项，如果他们在家的时候出现并发症，他们应该联系谁。
- 处理：
  - 具体处理方案因并发症而异。
  - 记住，清晰明确的沟通是关键。
  - 秉承公正、公开的原则，医务人员有义务公开向患者披露有关不良事件的信息。
  - 如果医务人员能清楚地与患者沟通，那么医疗案件发生的可能性就会大大降低。

外科小手术常见并发症
伤口感染

伤口感染是一种比较常见的轻微并发症，其发生率高达 5%。感染通常是由于伤口皮肤周围定植共栖的细菌造成的。在腹股沟和臀沟处的伤口特别容易感染。

预防

以下围手术期措施可以减少感染并发症的发生率：

- 备皮。
- 使用皮肤杀菌剂（醋酸氯己定 / 聚维酮碘）。
- 细致地止血。
- 如有症状提示炎症，预防性使用全身性抗生素。

准备

患者和照顾者应该被告知伤口感染的迹象，并告知他们，如果感到焦虑，可选择就医。

- 在伤口周围会出现肿胀、红斑、疼痛和发热。
- 更深层的感染与脓肿形成有关。

治疗

- 浅表感染应先清洁伤口，后用全身性抗生素治疗并且密切观察伤口以确保疗效。
- 更深层的感染需要剪断缝合线，打开伤口，使脓液排出。伤口应进行包扎，定期换药，等待二期愈合。

血清肿的形成

血清肿是一种在伤口内积聚的无菌液

体，特别是在乳腺和腹股沟手术后（如腹股沟淋巴结切除活检）。血清肿的形成是由于受损组织分泌液体、小血管血浆渗漏和淋巴液积聚。

预防

尽可能避免手术中过度的组织剥离。

准备

血清肿周围出现肿胀。注意重复感染的迹象。

治疗

• 保守治疗：血清肿可以保守观察。

• 抽吸：可以在无菌条件下抽吸并应用加压敷料。血清肿会有变化，可能还需要反复抽吸。在某些罕见情况下，血清肿反复形成，可能需要进行手术切除。

出血

出血是任何外科手术的一种并发症。

预防

术前询问关于出血的既往史和是否服用抗凝药物。遵循当地指南在术前停用抗凝药物。术中注意止血。术后，如果有微小的或稍大的空腔，需要使用加压敷料。如果腔隙很大，可以考虑使用引流管。

准备

注意出血的迹象，包括伤口渗血、血流动力学的改变或血肿。

治疗

• 保守治疗：小手术造成的出血的止血方法通常包括如下简单的方法，例如在伤口施加压力，如果四肢出血，可以抬高患肢。常会用到加压敷料。

• 手术治疗：如果出血持续，或者有血液动力学损害，在手术室进行紧急重新探查是必要的。

具体案例

痔疮术后少量出血是常见的。出血可以在胶套圈扎时立即发生，也可发生在 7~10 天胶套脱落时。保守治疗的措施，包括抗凝作用的逆转和加压止血，通常都是必须的。出血量较大的情况下，有必要把患者送回手术室，以控制出血点。

血肿

血肿是血液的汇集。血肿最常见的表现是瘀青和肿胀。对许多生物体而言，血液提供了一个最佳培养基，故而需密切注意有无伴随感染的征象，例如红斑、压痛、全身症状（如发热）。

治疗

• 保守治疗：如果血液动力学稳定，血肿很小，则可以保守治疗。急性期可能会需要加压敷料。

• 手术治疗：压力过高的血肿应该被排出——需重新打开皮肤缝合线和冲洗伤口，盖上敷料，二期愈合。

误区

发生血肿的患者可能也会有大量的血液进入组织间隙。一旦出现血肿迅速扩大和血流动力学损害的证据，可能需要输血和紧急重新手术探查，寻找出血血管并结扎缝合。

伤口开裂

伤口开裂发生在伤口闭合失败而伤口破裂时。

预防

因开裂而"臭名昭著"的伤口常发部位是藏毛裂、腹股沟和活动关节。伤口开裂的危险因素包括：

• 糖尿病。

• 肥胖。

• 长期使用类固醇。

• 吸烟者。

• 高张力伤口。

• 外科技术不过关。

预防开裂需要良好的手术技巧。皮肤边缘应充分调动，以减少皮肤张力，仔细止血，使用合适的缝合线，以方结打结。密切监测糖尿病患者术后血糖，避免提重物和减少吸烟有助于预防伤口开裂的发生。

治疗

清洗开裂的伤口，其中坏死或受感染的组织应被清理。在没有脓毒症的情况下，可尝试延迟一期缝合，但二期愈合是最有可能的结果。

瘢痕疙瘩

瘢痕疙瘩是伤口内肉芽组织过度生长所造成的，由 I 型或 III 型胶原蛋白组成。瘢痕疙瘩有能力生长超出原始伤口的范围，可能会导致疼痛，外观丑陋。在关节处的瘢痕疙瘩过度生长会导致残疾。

预防

尽可能在易感患者中避免手术创伤。年轻人和有瘢痕疙瘩病史者是高危患者。高危区域是颈部和胸部。患者在术前应被告知瘢痕疙瘩风险。

治疗

手术切除瘢痕很可能会造成进一步的瘢痕形成。皮质类固醇注射、激光治疗、放疗和冷冻治疗可改善瘢痕疙瘩。建议转介至整形外科。不过最终结果也往往让人失望。

48 外科小手术的困难位置
Difficult locations

<table>
<tr><td colspan="2" align="center">表 48-1　Dunkin 分类管理</td></tr>
<tr>
<td>I</td>
<td>清洁（生理盐水），无张力微孔敷料（如 Steri-strips®），支持敷料（可活动）。
第 7 天复诊，再运用支持敷料。
第 14 天复诊——如果不愈合，管理按照 Dunkin III 标准给予清创植皮（SSG）</td>
</tr>
<tr>
<td>II</td>
<td>清洁（生理盐水），清除非坏死的皮肤和疏散血肿，无张力微孔敷料（如 Steri-strips®），支持敷料（可活动）。
第 7 天复诊，再运用支持敷料。
第 14 天复诊——如果不愈合，管理按照 Dunkin III 标准给予清创植皮（SSG）。如果愈合，继续当前治疗</td>
</tr>
<tr>
<td>III</td>
<td>清洁（生理盐水），局部麻醉、区域麻醉或全身麻醉下清创，切除受损的皮肤和 SSG，支持敷料，立即动员。
第 7 天复诊，再运用支持敷料。
第 14 天复诊——如果不愈合，需要再次清创及移植。如果愈合，继续当前治疗</td>
</tr>
<tr>
<td>IV</td>
<td>全身麻醉下清创重建</td>
</tr>
</table>

哪些是困难的手术位置

具有挑战性的部位包括：

• 血液供应不良和伤口愈合相关的区域。胫前区就是一个例子，皮肤薄，血液供应差，到达底层的肌腱之前很少遇到皮下组织。

• 影响美观的部位。例如，鼻子、脸和耳朵。

• 一些部位的瘢痕严重影响功能，比如手的掌面。

面部和手外伤的处理分别在第 42 和第 44 个专题有描述，生殖器损伤超出了本书的范围；因此，本专题仅阐述胫前伤。

胫前伤

胫前伤在老年患者中常见，尤其是女性。通常皮肤很薄，而且靠近肌腱很紧的区域血液供应很差。此外，皮肤处于张力状态。这些损伤在那些合并多种疾病患者中发病率更高。

胫前伤口评估

胫前伤可能是表浅的伤口，也可能是广泛脱套式损伤。

病史

询问受伤的原因并考虑其他相关的伤害。询问抗凝相关问题，比如，由于抗凝导致的胫前伤伴血肿会比那些没有使用抗凝治疗的患者情况更严重。询问可能会影响愈合的合并疾病，比如糖尿病、周围血管疾病和类固醇的使用。考虑多方面因素，如营养情况，可以优化以帮助愈合。

检查

胫前伤都可以根据皮肤损伤程度以 Dunkin 分类分为 I～IV 级：

• Dunkin I——简单胫前撕裂。

- Dunkin Ⅱ——胫前撕裂或皮瓣有少量皮肤边缘坏死或血肿。
- Dunkin Ⅲ——胫前撕裂或皮瓣有中度皮肤边缘坏死或血肿。
- Dunkin Ⅳ——胫前套状撕脱伤。

检查周围血管疾病存在的证据——检查足动脉脉搏、毛细血管再充盈等，记录神经血管状态，然后聚焦软组织损伤情况。

评估伤口是否出现感染。

考虑是否合并其他伤害，以及破伤风预防的必要性。可根据某些患者的需要转介至整形外科或血管手术医师处，例如，伤口可能需要植皮、糖尿病患者或存在周围血管疾病的证据。

保守治疗或者手术治疗

处理胫前伤的首要问题不在于如何闭合伤口，而应该考虑是否该闭合这个伤口。证据支持，对于简单胫前伤采用胶带和敷料的保守方法和早期活动，可防止进一步的并发症。Dunkin 等人提出了一种基于其胫前伤分类的管理法（表48-1）。

需要在实施清创术前纠正服用抗凝药物患者的凝血功能障碍。

记住，剩余的健康皮肤应尽量少处理，以免造成进一步的损害。

胫前伤口感染

永远优先考虑伤口感染可能和破伤风疫苗需要。

对于感染的伤口，用拭子进行微生物学检查，经常清理以除去死亡或感染的组织，并使用抗生素治疗周围蜂窝织炎。需每天检查受感染的伤口。

拓展阅读

Giele H, Cassell O. Chapter 13 Lower limb: Pretibial laceration, in *Plastic and Reconstructive Surgery*, pp 435–436. Oxford University Press.

Glass GE, Jain A, Pretibial lacerations: Experience from a lower limb trauma center and systematic review. *Journal of Plastic, Reconstructive & Aesthetic Surgery* 2014; 67(12): 1694–1702.

Dunkin CS, Elfleet D, Ling C, Brown TP. A step-by-step guide to classifying and managing pretibial injuries. *Journal of Wound Care* 2003; 12(3): 109–111.

上海市松江区方松街道社区卫生服务中心简介

上海市松江区方松街道社区卫生服务中心成立于 2005 年，位于松江区文诚路 805 号，是一所一级甲等医疗卫生服务机构。中心占地面积 9 900 m²，建筑面积 3 661.12 m²，未设病房。服务常住人口 16 万人，下设 9 个标准化社区卫生服务站，满足 15 分钟就医圈的需求。

中心以人性化服务为理念，以社区居民健康为服务核心，不断夯实基础、积极参与社区卫生综合改革，开展家庭医生制服务，为签约居民提供优先就诊、预约转诊、长处方、延伸处方等优惠政策，并努力将中医科、口腔科、康复科打造成深受居民欢迎和肯定的特色科室。

近年来，中心先后获得了上海市文明单位、全国示范社区卫生服务中心、上海市示范社区卫生服务中心、全国社区中医药工作先进单位推荐单位、上海市中医药特色示范社区卫生服务中心、上海市首批住院医师规范化培训社区教学基地、上海市社区健康科普能力建设试点单位、2017 年度全国优质服务示范社区卫生服务中心和全国百强社区卫生服务中心等荣誉称号。

2013 年 1 月，中心正式挂牌"上海市住院医师规范化培训社区教学基地"。基地每年选派多名骨干医师参加市级师资培训，积极参与上级医院互动教学，不断提高带教能力。目前师资 22 名，其中副高级职称 5 名，均取得省市级师资证书，有 2 年以上一对一带教经验。基地主要承担社区实践教学任务和其他医务人员理论技能培训，历年来，共带教各类学员 177 名，短期带教其他医务人员 389 人次。于 2015 年、2017 年先后通过市级专家对教学基地的督导考核。

目前，无论是社区卫生服务中心还是作为医师规范化培训基地，在外科小手术方面的带教能力相对薄弱，缺乏一套专业的、通俗易懂的教材。故借此契机，将此书翻译供全科医师、住院医师规范化培训学员及其他医学院学生学习使用。

上海市松江区方松街道社区卫生服务中心